Harshita Garg
Anamika Sharma

O osso alveolar na saúde e na doença

Harshita Garg
Anamika Sharma

O osso alveolar na saúde e na doença

ScienciaScripts

Imprint

Cover image: www.ingimage.com

This book is a translation from the original published under ISBN 978-3-659-83286-4.

Publisher:
Sciencia Scripts
is a trademark of
Dodo Books Indian Ocean Ltd. and OmniScriptum S.R.L publishing group

120 High Road, East Finchley, London, N2 9ED, United Kingdom
Str. Armeneasca 28/1, office 1, Chisinau MD-2012, Republic of Moldova, Europe
Printed at: see last page
ISBN: 978-620-8-27010-0

ÍNDICE DE CONTEÚDOS

LISTA DE ABREVIATURAS

PD	Periodontal disease
JE	Junctional Epithelium
TNF-α	Tumor necrosis factor-α
GCF	Gingival crevicular fluid
IL	Interleukin
RANKL	Receptor activator of nuclear factor k- B ligand
MMP	matrix metalloproteinase
PMN	Polymorphonuclear leukocyte
LDH	Lactate Dehydrogenase
AST	Aspartate Aminotransferase
ICTP	C-telopeptide pyridinoline crosslinks of Type 1 collagen
TRAP	Tartrate-resistant Acid Phosphatase
ALP	Alkaline Phosphatase
OPG	Osteoprotegrin
PGs	Prostaglandins
LPS	Lipopolysaccharides
BMD	Bone mineral density

PTH	Parathyroid hormone
RER	Rough endoplasmic reticulum
CEJ	Cemento enamel junction
LIF	Leukaemia inhibiting factor
TLR	Toll like receptor
CEP	Cervical enamel projection
TFO	Trauma from occlusion
PGE_2	Prostaglandin E_2
MCSF	Monocyte colony stimulating factor
IFN-γ	Interferon-γ
PTHrP	Parathyroid- released proteins
OPN	Osteopontin
BMP	Bone morphogenic proteins
BSRU	Bone Seeking Radiopharmaceutical uptake
ORSA	Osteoclastic Resoprtion Stimulatory Activity
PDGF	Platelet Derived Growth Factor

EGF	Epithelial Growth Factor
TGF	Transforming Growth Factor
LTB_4	leukotriene B_4
DNA	Deoxyribonucleic acid
HBGF	Heparin Binding Growth Factor
FGF	Fibroblast Growth Factor
MAPK	Mitogen activated protein kinase
DHT	Dihydrotestosterone
PDL	Periodontal ligament
ECM	Extracellular matrix
PISF	Peri-implant sulcular fluid
T.forsythus	Tanerella forsythus
P.gingivalis	Porphyromonas gingivalis
P.intermedia	Prevotella intermedia
T.denticola	Treponema denticola
DM	Diabetes Mellitus

AGEs	Advanced Glycation End products
CADIA	Computer-assisted densitometric image analysis system
TIMPs	Tissue Inhibitors of Metalloproteinases
SCN	Severe Congenital Neutropenia
IGN	Infantile Genetic Agranulocytosis
Aa	Actinobacillus actinomycetamcomitans

1. INTRODUÇÃO

O osso alveolar é uma parte especializada dos ossos mandibular e maxilar que forma a estrutura de suporte primária para os dentes. Embora fundamentalmente comparável a outros tecidos ósseos do corpo, o osso alveolar está sujeito a uma remodelação contínua e rápida associada à erupção dos dentes e, subsequentemente, às exigências funcionais da mastigação. A capacidade do osso alveolar de sofrer uma rápida remodelação é também importante para a adaptação posicional dos dentes, mas pode ser prejudicial para a progressão da doença periodontal (DP). O acoplamento da reabsorção óssea com a formação óssea constitui um dos princípios fundamentais pelos quais o osso é necessariamente remodelado ao longo da vida[1] . O osso alveolar está dependente da presença de dentes para a sua preservação. Consequentemente, o rebordo ósseo alveolar é progressivamente reduzido após a extração dos dentes. A manutenção do osso alveolar também fica comprometida após traumatismos e episódios inflamatórios associados à DP.

Podem existir dois tipos de perda óssea, a perda óssea vertical e a perda óssea horizontal. A perda óssea horizontal é mais comum e este tipo de perda óssea resulta numa redução bastante uniforme e geral da altura do rebordo alveolar. O osso alveolar é reduzido em altura, mas a margem do rebordo alveolar permanece mais ou menos perpendicular ao longo eixo do dente. O osso vertical é um padrão menos comum e também conhecido como perda óssea angular. Este tipo de perda óssea leva a uma redução desigual da altura do rebordo alveolar. Na perda vertical, a reabsorção óssea progride mais rapidamente nos ossos próximos da superfície da raiz. Este padrão irregular de perda óssea deixa uma área semelhante a uma trincheira de ossos em falta com a raiz.

A DP é uma infeção microbiana crónica que desencadeia uma perda mediada pela inflamação do ligamento periodontal (LPD) e do osso alveolar[2] . O papel inequívoco do desafio microbiano na etiologia da DP tem sido bem estudado. No entanto, é o impacto paradoxal da resposta inflamatória do hospedeiro suscetível ao desafio microbiano que, em última análise, leva à destruição das estruturas periodontais e à subsequente perda de dentes .[3]

A inflamação e a perda óssea são as marcas registadas da DP[4] . A resposta inicial à infeção bacteriana é uma reação inflamatória local que ativa o sistema imunitário inato. A amplificação desta resposta inicial localizada resulta na libertação de uma série de citocinas e outros mediadores e na propagação da inflamação através dos tecidos gengivais. A incapacidade de encapsular esta "frente inflamatória" dentro dos tecidos gengivais resulta na expansão da resposta adjacente ao osso alveolar[5] . O processo inflamatório conduz então à destruição do tecido conjuntivo e do osso alveolar, que é o sinal cardinal da DP .[4]

Numa perspetiva biológica, pode considerar-se que a DP consiste em três fases: inflamação, destruição do aparelho de ligação do tecido conjuntivo, seguida de migração apical do epitélio juncional (EJ), e alteração do turnover ósseo alveolar com perda líquida de densidade e altura ósseas[2] . O mecanismo de reabsorção óssea na periodontite é mediado por osteoclastos. Estas células são originárias de precursores sanguíneos da medula óssea, sendo activadas por vários mediadores, nomeadamente citocinas, como o fator de necrose tumoral-a (TNF-a) e a interleucina (IL)-l, que induzem um aumento do recetor ativador do ligando do fator nuclear k-B (RANKL) na superfície dos osteoblastos, favorecendo a ligação RANK-RANKL, o que resulta na ativação dos osteoclastos e na osteoclastogénese. No local da reabsorção, os osteoclastos ligam-se à matriz óssea através da integrina, formando uma zona de selagem. Posteriormente, organizam o seu citoesqueleto e exibem uma borda rugosa denominada órgão de reabsorção.

Foram também identificados na saliva alguns analitos associados à atividade de renovação do osso alveolar[6] . As biomoléculas envolvidas na remodelação óssea, tais como a catepsina K, a desidrogenase láctica (LDH), a aspartato aminotransferase (AST), a ICTP (ligações cruzadas de piridinolina C-telopeptídica do colagénio de tipo 1), a fosfatase ácida resistente ao tartarato (TRAP) e a fosfatase alcalina (ALP), o RANKL, a osteoprotegrina (OPG), o TNF-a e os interferões estão aumentados nos doentes com DP. Estes biomarcadores representam aspectos fundamentais da remodelação óssea .[7]

O RANKL, um ligando para a diferenciação dos osteoclastos e a OPG, induz a reabsorção óssea[8] e é detectado em níveis elevados em amostras de fluido crevicular gengival (GCF) de indivíduos com DP em comparação com controlos saudáveis. A deficiência de catepsina K em humanos e ratos sublinhou o papel central desta protease na reabsorção óssea e, assim, tornou a enzima um alvo atrativo para a terapia anti-reabsortiva da osteoporose .[9]

A ICTP é um fragmento de 12 a 20 kDa do colagénio ósseo de tipo I que é libertado na circulação após a reabsorção óssea osteoclástica e a degradação da matriz de colagénio por proteases ou colagenase bacteriana. Foi demonstrado que níveis séricos elevados de ICTP e de outras ligações cruzadas de piridinolina se correlacionam com a taxa de reabsorção óssea em várias doenças metabólicas ósseas, incluindo osteoporose, artrite reumatoide (AR), doença de Paget e hiperparatiroidismo[10] . O TNF-a é uma citocina pró-inflamatória e imunorreguladora central para a patogénese de várias condições inflamatórias[11] . A utilidade clínica do TNF-a salivar acima de um ponto de corte fixado em 5,75 pg/ml permitiu aos clínicos distinguir os indivíduos que apresentavam indicadores clínicos de periodontite de controlos saudáveis .[2]

A indução de mediadores primários, como a IL-1 e o TNF-a, estimula a produção de mediadores secundários, incluindo quimiocinas que actuam como citocinas quimiotácticas e ciclooxigenases que produzem prostaglandinas (PGs). Isto leva à amplificação da resposta inflamatória, à indução de enzimas que degradam o tecido conjuntivo e à reabsorção óssea osteoclástica[5] , a eliminação da IL-6 também diminuiu a perda óssea e possivelmente resultou num aumento ósseo. A secreção de IL-6 pelos fibroblastos humanos da PDL[14] é estimulada in vitro pelo lipopolissacárido (LPS) de P.*gingivalis*. Outros descobriram que os ratinhos deficientes em IL-6 estão protegidos contra a perda óssea osteoporótica induzida pela depleção de estrogénios.[15]

A interleucina-17 (IL-17) é uma proteína reguladora do sistema imunitário produzida pelas células T nos locais de inflamação. A desregulação da IL-17 promove a osteoclastogénese e está associada à perda óssea. Encontram-se níveis elevados de IL-17 no fluido crevicular das bolsas periodontais de doentes com periodontite[16] . Os factores que colocam um indivíduo em maior risco de uma infeção que resulta numa resposta inflamatória estão frequentemente associados a um maior risco de DP, como o tabagismo,

diabetes, imunossupressão, artrite reumatoide (AR), doenças coronárias e certos vírus (i.e. vírus Epstein-Barr, citomegalovírus, etc.)[16] . Recentemente, foi demonstrado que algumas doenças ou estilos de vida influenciam o início e a progressão da periodontite[17] . Também foi demonstrado que o mineral ósseo A densidade óssea (DMO) do osso alveolar diminuiu com a gravidez e subsequente lactação se a ingestão de cálcio foi insuficiente[19] , a reabsorção óssea também aumentou devido ao aumento da hormona paratiroide (PTH) durante a lactação[18] . A prevenção ou minimização da perda de osso alveolar é um dos principais objectivos clínicos em medicina dentária, e a restauração da massa óssea alveolar após a ocorrência de perdas é extremamente difícil de alcançar. A regeneração do osso perdido através da DP requer a regeneração simultânea e coordenada dos tecidos periodontais associados, num ambiente sujeito a uma atividade inflamatória contínua .[19]

2. REVISÃO DA LITERATURA

2O periodonto é uma estrutura de suporte que rodeia e suporta os dentes. É constituído por diferentes tecidos, incluindo a gengiva, o cemento, a PDL e o osso de suporte alveolar .[20]

O osso é um tecido conjuntivo mineralizado. É único no corpo, uma vez que existe como órgão e como tecido. O osso é um tecido extremamente dinâmico e ativo, em constante renovação em resposta a influências mecânicas, nutricionais e hormonais. É necessário um equilíbrio entre os processos acoplados de reabsorção óssea pelos osteoclastos e de formação óssea pelos osteoblastos num adulto saudável .[21]

A parte da maxila e da mandíbula que protege e suporta os dentes é conhecida como osso alveolar.

CLASSIFICAÇÃO

Desenvolvimento

- Osso endocondral
- Osso intramembranoso

Histologicamente

- Osso compacto
- Osso esponjoso

PLACA A CORES - 1

PERIODÓNIO

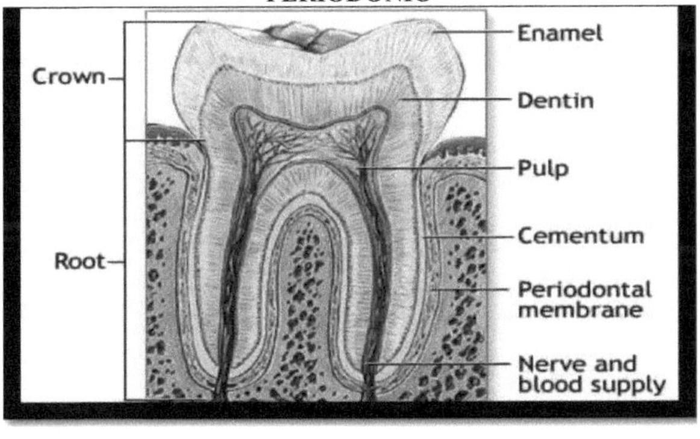

FORMAÇÃO DE OSSOS

O processo de formação óssea é designado por osteogénese. Ocorre de duas formas:

- Formação óssea endocondral
- Formação óssea intramembranosa

FORMAÇÃO ÓSSEA ENDOCONDRAL

A formação óssea endocondral tem sido referida como a substituição da cartilagem por osso, mas este processo é muito complexo, tanto nas suas transições moleculares como celulares .[22]

O modelo cartilaginoso para este tipo de formação óssea é derivado de células mesenquimais. As células mesenquimatosas, ou pré-condrogénicas, são semelhantes aos fibroblastos na sua aparência e na sua capacidade de sintetizar colagénio, fibronectina e proteoglicanos não cartilagíneos. O início do processo de diferenciação da cartilagem é assinalado pela condensação celular do mesênquima antes da secreção da matriz da cartilagem. As células mesenquimatosas diferenciam-se em condroblastos, que proliferam e produzem uma matriz que forma tanto a forma como a posição do eventual osso.

Os condrócitos degeneram, deixando para trás espaços interligados. Ao longo da circunferência do osso endocondral em desenvolvimento, o pericôndrio desenvolve um potencial osteogénico e estabelece uma fina camada de osso à volta da haste, conhecida como periósteo.

As células mesenquimatosas primitivas e os vasos sanguíneos invadem então os espaços no interior da haste do osso que restam após a degeneração dos condrócitos. Este mesênquima diferencia-se em osteoblastos e células da medula óssea[23] . Forma-se então um tecido ósseo irregular à medida que os osteoblastos se dispõem ao longo da superfície dos restos de cartilagem calcificada. As extremidades do modelo cartilaginoso original estão agora separadas através deste processo conhecido como ossificação primária .[24]

A ossificação secundária também ocorre dentro das epífises, enquanto uma fina camada de cartilagem hialina é retida ao longo da superfície articular que envolve os ossos longos: a placa epifisária ou de crescimento. Esta é a área de crescimento ósseo longitudinal contínuo até à maturidade física, quando a cartilagem é substituída por osso, juntando a diáfise e a epífise .[24]

1. A cartilagem está rodeada por uma membrana chamada pericôndrio, que é altamente celular e contém

células osteoprogenitoras.

2. A substância celular interna que envolve as células da cartilagem torna-se calcificada devido à influência da enzima fosfatase alcalina segregada pelas células da cartilagem.

3. Assim, a nutrição das células é cortada, levando à sua morte. Isto resulta na formação de espaços vazios chamados aréolas primárias.

4. Os vasos sanguíneos e as células osteogénicas do pericôndrio

invadem a matriz orgânica calcificada. Isto deixa grandes espaços vazios entre as paredes, chamados aréolas secundárias.

5. As células osteogénicas do pericôndrio transformam-se em osteoblastos e organizam-se ao longo da superfície destas barras de matriz calcificada.

6. Os osteoblastos depositam osteoide que, mais tarde, se calcifica para formar lamelas de osso. Assim, a matriz calcificada da cartilagem actua como um suporte para a formação óssea.

FORMAÇÃO ÓSSEA INTRAMEMBRANOSA

- O osso forma-se diretamente no interior de uma membrana fibrosa vascular.
- No local de formação do osso, as células mesenquimais agregam-se.
- Algumas células mesenquimatosas formam feixes de fibras de colagénio.
- Algumas células mesenquimais aumentam de tamanho e adquirem um citoplasma basófilo para se tornarem osteoblastos.
- Estes osteoblastos segregam uma matriz gelatinosa - osteoide - à volta das fibras de colagénio.
- Depositam os sais de cálcio no osteoide, o que leva à conversão do osteoide em lamelas ósseas.
- Os osteoblastos afastam-se das lamelas e forma-se uma nova camada de osteoide que também se calcifica.
- Alguns dos osteoblastos ficam presos entre as lamelas dos osteócitos ósseos.

ESTRUTURA DO OSSO ALVEOLAR

Em latim, o osso alveolar é também designado por Processus Alveolaris. O processo alveolar pode ser definido como a parte da maxila e da mandíbula que forma e suporta as cavidades dos dentes[25] . Anatomicamente, não existe uma fronteira distinta entre o corpo da maxila e o da mandíbula.

Como resultado da sua adaptação funcional, podem distinguir-se duas partes do processo alveolar.

1. **OSSO ALVEOLAR PROPRIAMENTE DITO**

2. **OSSO ALVEOLAR DE APOIO**- Tem 2 partes :-

a) **Placa cortical**, que consiste em osso compacto e forma as placas exterior e interior dos processos alveolares .[25]

PLACA A CORES - 2

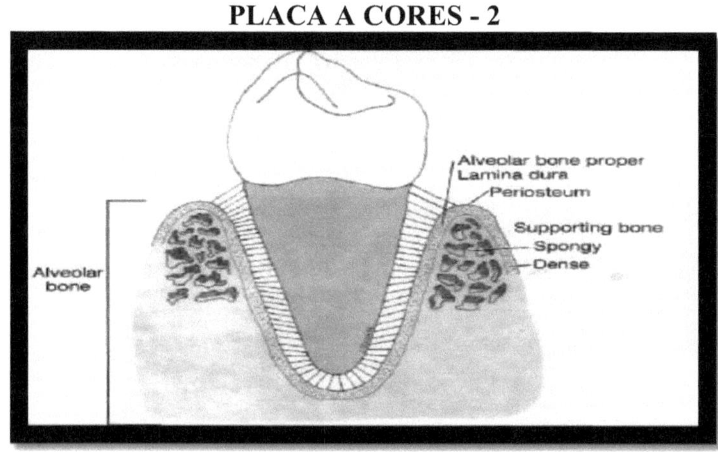

PARTES DO OSSO ALVEOLAR

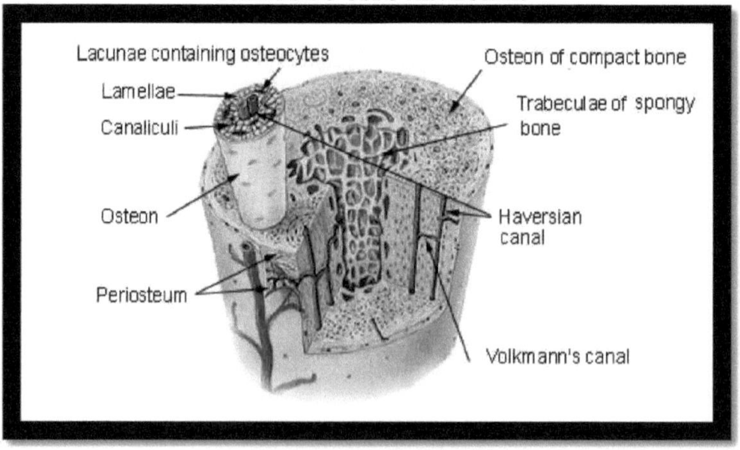

ESTRUTURA DO OSSO

b) **Osso esponjoso**, que preenche a área entre estas placas e o osso alveolar propriamente dito, também conhecido como **osso esponjoso .**[25]

OSSO ALVEOLAR PROPRIAMENTE DITO-

O osso alveolar propriamente dito é o osso que reveste a cavidade dentária.

O osso alveolar propriamente dito tem um aspeto cribriforme, o que permite a ligação às estruturas neurovasculares. O osso é criado pelos osteoblastos durante o desenvolvimento (modelação) e é constantemente remodelado ao longo da vida a partir da intrincada relação osteoblástica/osteoclástica.

Os osteoblastos produzem colagénio, glicoproteínas e proteoglicanos para produzir a matriz óssea que é depois mineralizada com cálcio e fosfato. O mineral é a hidroxiapatite e o seu conteúdo mineral é de cerca de 60%. Quando os osteoblastos já formaram tecido ósseo, ficam presos no interior do tecido e são designados por osteócitos.

Os osteócitos residem em lacunas e ligam-se e comunicam entre si através de canalículos. Um grupo de osteócitos envolve-se em torno dos feixes neurovasculares (canais de Haversian) e é designado por osteão. Um osteão é a unidade fundamental do osso compacto e são estruturas cilíndricas. Os canais de Volkmann, que correm no interior dos osteões, transportam nervos e vasos sanguíneos e são perpendiculares aos canais de Havers. Numa analogia, os canais de Havers são os elevadores de um edifício alto e os canais de Volkmann são os corredores de determinados andares. O osso esponjoso é constituído por trabéculas e tem espaços irregulares na medula. O osso esponjoso ou trabecular encontra-se interdentalmente. A qualidade óssea da maxila e da mandíbula é geralmente diferente e, em geral, a maxila tem mais osso esponjoso do que a mandíbula.

OSSO ALVEOLAR DE SUPORTE-

A. *PLACAS CORTICAIS*: O osso cortical envolve a cavidade medular e as placas trabeculares do osso esponjoso. Representa 80% do esqueleto maduro e forma a diáfise, ou haste, dos ossos longos .[26]

1. É constituído por osso compacto e forma a placa exterior e interior do osso alveolar. O sistema Haversiano no osso cortical consiste em 4-20 anéis circunferenciais.

2. Mais fino na maxila.

3. Mais espessa nas regiões pré-molares e molares do maxilar inferior, especialmente na face vestibular. Na mandíbula, é mais denso .[25]

4. No maxilar, é perfurado através do qual passam os vasos sanguíneos e linfáticos. Região anterior - o osso de suporte é fino, sem osso esponjoso. O osso cortical está fundido com o osso alveolar propriamente dito .[25]

PLACA DE COR-3

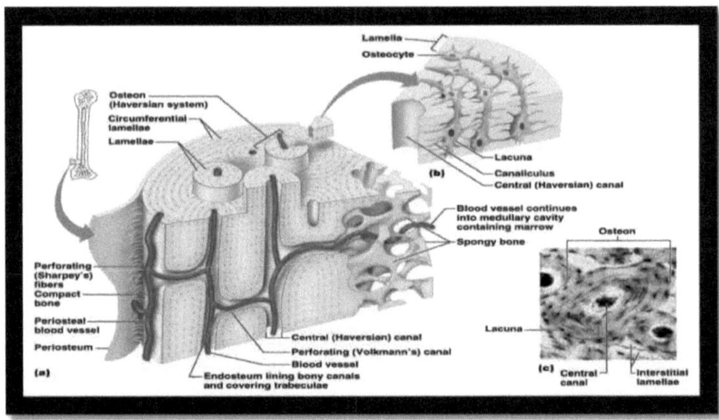

OSSO CORTICAL

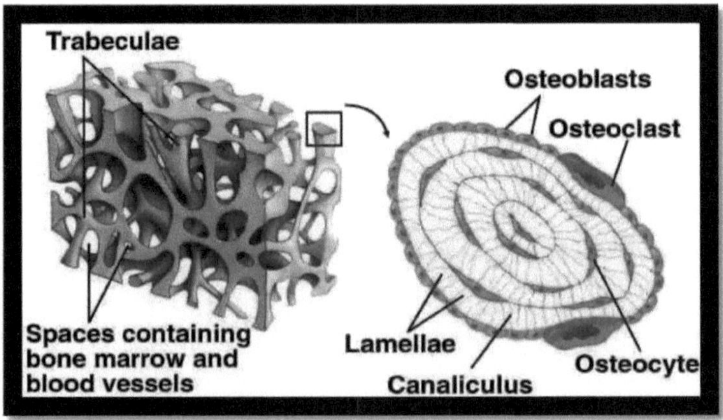

OSSO ESPONJOSO

5. O osso esponjoso tem geralmente uma taxa metabólica mais elevada e parece responder mais rapidamente

a alterações nas cargas e descargas mecânicas, como acontece com a imobilização prolongada. Este facto deve-se à maior exposição das células ósseas do osso esponjoso às células da medula óssea adjacente e ao fornecimento vascular, ao passo que as células do osso cortical tendem a estar mais profundamente inseridas na matriz óssea .[27]

B. *OSSO ESPONJOSO*

- Preenche a área entre o osso cortical e o osso alveolar propriamente dito. Radiograficamente, pode ser dividido em dois tipos principais:

- Tipo 1: As trabéculas interdentais e interradiculares são regulares e horizontais numa disposição semelhante a uma escada. Mais frequentemente observadas na mandíbula.

- Tipo 2: apresenta numerosas trabéculas interdentais e interradiculares delicadas dispostas irregularmente, mais comuns no maxilar .[25]

- O osso cortical e esponjoso pode ser constituído por osso tecido ou lamelar. O osso tecido, por vezes referido como osso primário, é visto no osso embrionário que é mais tarde reabsorvido e substituído por osso lamelar, ou secundário, por volta dos 4 a 5 anos de idade.

- O osso trançado, no entanto, também é visto durante os estágios iniciais da consolidação de fraturas, dentro de suturas cranianas, ossículos do ouvido e placas epifisárias. Exemplificado pela taxa de renovação relativamente rápida durante a deposição e reabsorção, tem uma maior taxa de atividade metabólica em comparação com o osso lamelar. Tem um aspeto disperso e irregular, enquanto o osso lamelar tem uma disposição muito ordenada. Histologicamente, os osteócitos observados no osso trançado também estão mais dispersos do que os do osso lamelar, enquanto os osteócitos são uniformes em tamanho e forma e estão orientados em linha com as outras células e outras estruturas dentro do osso .[28]

C. *OSSO LAMELAR*

1. Quando o osso lamelar é visto microscopicamente em secção transversal, a organização das camadas aparece em unidades paralelas ou folhas com fibrilas de colagénio densamente compactadas.

2. Cada lamela é uma placa fina de osso constituída por fibras de colagénio e sais minerais depositados numa substância gelatinosa.

3. Entre as lamelas adjacentes existem pequenos espaços achatados ou lacunas.

4. Cada lacuna contém osteócitos. De cada lacuna partem canalículos que se estendem com os de outras lacunas.

5. **Osteões** - Anéis concêntricos de lamelas formam os osteões, que também são conhecidos como sistemas haversianos. Os osteões rodeiam os canais centrais (canais haversianos), que contêm sangue, vasos linfáticos e, ocasionalmente, nervos. Entre os canais centrais e as células circundantes encontram-se os processos celulares dos osteócitos, que se deslocam dentro de estruturas semelhantes a túneis conhecidas como canalículos .[26]

6. **Sistema Haversiano**

A) O osso é depositado em camadas, ou lamelas, tendo cada lamela cerca de 5qm de espessura.

B) 4 e 20 lamelas concêntricas em cada sistema Haversiano.

C) Os canais de Haversian que correm longitudinalmente estão ligados por uma série de canais horizontais (canais de interligação).

Estrutura do osteão-

a. Estendem-se de forma radial entre os canais centrais e os osteócitos circundantes. Isto permite a difusão de nutrientes num sistema que está rodeado por uma matriz dura e mineralizada. Os canais centrais também se ramificam e anastomosam com ramos vasculares orientados obliquamente, conhecidos como canais de Volkmann. Estas estruturas permitem uma comunicação alargada entre o periósteo e o endósteo .[29]

b. Os osteões primários sofrem reabsorção e formam-se novos osteões, deixando para trás limites conhecidos como linhas de cimento. A constante reabsorção e deposição de osso novo é a base do processo dinâmico de renovação óssea. Histologicamente, é possível ver áreas numa secção transversal do osso onde existem restos de osteões primários juntamente com osteões secundários .[29]

c. A rede complexa e dinâmica de lacunas e canais dentro do tecido ósseo forma um espaço extravascular onde, adjacente a uma matriz mineralizada, os fluidos e iões podem fluir relativamente sem restrições e as deformações mecânicas do osso podem ser convertidas em sinais eléctricos e transmitidas a outras áreas do tecido.

Tipos de estratificação no osso lamelar

a. **As lamelas circunferenciais** envolvem todo o osso adulto, formando o seu perímetro exterior.

b. **As lamelas concêntricas** constituem a maior parte do osso compacto e formam a unidade metabólica básica do osso, o ósteon.

c. **As lamelas intersticiais** estão intercaladas entre lamelas concêntricas adjacentes e preenchem os espaços entre elas.

D. ***OSSO DO BUNDLE***

1. Caracteriza-se por lamelas finas dispostas em camadas paralelas à raiz, com linhas de aposição intercaladas.
2. É o osso no qual estão ancoradas as principais fibras do ligamento periodontal.
3. O termo "feixe ósseo" foi escolhido porque os feixes de fibras principais continuam no osso como fibras de Sharpey.
4. O osso feixe é caracterizado pela escassez de fibrilas na substância intercelular. Além disso, estas fibrilas estão dispostas em ângulo reto em relação às fibras de Sharpey.
5. O feixe ósseo contém menos fibrilhas do que o osso lamelar e, por isso, aparece escuro em secções coradas com hematoxilina e eosina.

COMPOSIÇÃO DO OSSO ALVEOLAR

O osso é constituído por componentes celulares e extracelulares.

O componente celular constitui 10% do volume total, enquanto 90% são componentes extracelulares que contêm ainda componentes orgânicos e inorgânicos.

CÉLULAS DO OSSO

Vários tipos de células são responsáveis pela síntese, manutenção e reabsorção do osso.

Componentes celulares - Os 4 elementos celulares do osso são osteoblastos, osteócitos, células de revestimento ósseo e osteoclastos[29] . Todos surgem da linha de células osteogénicas, que, por sua vez, surgem de células mesenquimatosas primitivas no estroma da medula óssea e de pericitos adjacentes aos vasos sanguíneos do tecido conjuntivo .[30]

PLACA A CORES - 4

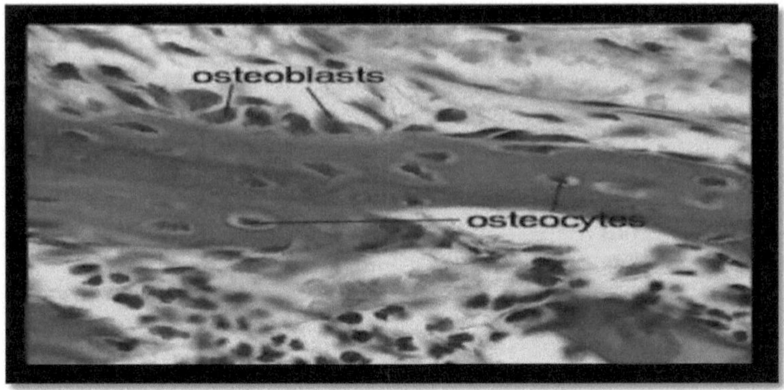

OSTEOBLASTOS E OSTEÓCITOS

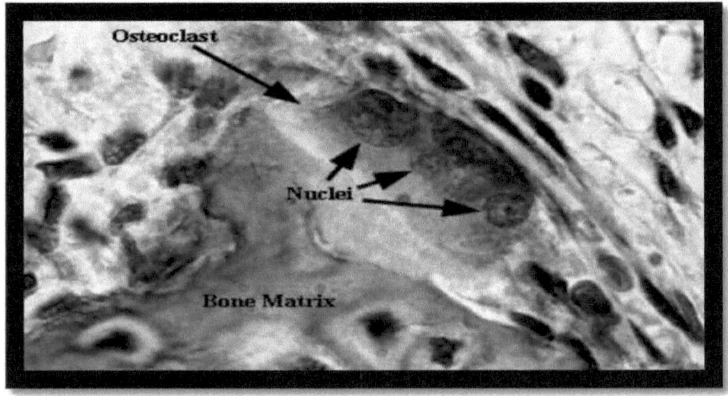

OSTEOCLASTS

Podem ser considerados como duas famílias principais,

-Mesenquimal- osteoblastos

-Haemopoética

As células ósseas encontradas ao longo da superfície do osso incluem osteoblastos, osteoclastos e células de revestimento ósseo, enquanto os osteócitos estão localizados no interior do osso.

A. OSTEOBLASTS-

Os osteoblastos são derivados de células mesenquimais indiferenciadas que estão localizadas na medula óssea, endósteo, periósteo e canais ósseos. Essas células, também chamadas de "pré-osteoblastos", podem migrar do tecido circundante ou através do sistema vascular.

As células mesenquimais têm uma forma estrelada, contêm quantidades relativamente pequenas de citoplasma e organelos e possuem um único núcleo. A diferenciação e proliferação de células mesenquimais em osteoblastos ocorre durante a formação óssea intramembranosa e endocondral .[31]

Quando activos, os osteoblastos são ovais e contêm grandes quantidades de retículo endoplasmático rugoso (RER), mitocôndrias e aparelho de Golgi. O seu único núcleo encontra-se no centro da célula. Outros componentes microscópicos encontrados dentro destas células incluem mitocôndrias, microtúbulos, microfilamentos, lisossomas, glicogénio e lípidos.

Funcionalmente, o osteoblasto é responsável pela produção da matriz orgânica, que é composta por proteínas e polissacáridos[32] . Existem provas de que os osteoblastos, sob a influência da hormona paratiroide e de citocinas locais, libertam mediadores que activam os osteoclastos[27] . Os osteoblastos seguem 1 de 3 vias. Estas células podem: -

(1) Continuam a ser osteoblastos activos,

(2) Ficam rodeados pela matriz e tornam-se osteócitos, ou

(3) Torna-se relativamente inativo e forma células de revestimento ósseo.

1. As células secretoras mais activas no osso, os osteoblastos são geralmente células cuboidais ou ligeiramente alongadas, não nucleadas, que revestem uma grande percentagem (dependendo da idade e do local anatómico) das superfícies ósseas e são principalmente responsáveis pela produção da matriz orgânica do osso.

2. A matriz orgânica produzida pelos osteoblastos é constituída predominantemente por colagénio de tipo 1 e por várias outras proteínas ósseas não colagénicas e proteínas plasmáticas.

3. Após a maturação, os osteoblastos podem sofrer apoptose, envolver-se na matriz como osteócitos ou permanecer na superfície óssea como células de revestimento ósseo. Os osteoblastos que se tornam osteócitos

ocupam espaços (lacunas) no osso e são definidos como células rodeadas por matriz óssea.

Funções-

1. Secreção de osteoide e controlo da mineralização do osso.
2. Produção de factores parácrinos e autócrinos.
3. Produção de proteases que estão envolvidas na degradação da matriz.

B. OSTEOCYTES-

O segundo tipo de célula é o osteócito, que constitui mais de 90% das células ósseas de um esqueleto adulto. Os osteócitos imaturos, recentemente rodeados de matriz óssea, assemelham-se muito aos osteoblastos. Assim, o citoplasma contém grandes quantidades de RER e grandes aparelhos de Golgi e mitocôndrias, com menores quantidades de microtúbulos, microfilamentos e lisossomas.

À medida que estas células amadurecem e mais matriz é depositada, os osteócitos localizam-se mais profundamente no tecido ósseo e, eventualmente, tornam-se mais pequenos à medida que perdem citoplasma. Isto explica a aparência alargada do seu núcleo.

Além disso, estão localizadas dentro de um espaço ou lacuna e têm longos processos citoplasmáticos que se projectam através de canalículos dentro da matriz e que contactam processos de células adjacentes. Pensa-se que estes processos de ligação são extremamente importantes para a comunicação e nutrição celular dentro de uma matriz mineralizada[32] . Para além disso, pensa-se que esta importante rede celular permite trocas de minerais mediadas pelas células entre os fluidos no osso e o fornecimento vascular. Acredita-se também que a rede celular detecta a deformação mecânica no interior do osso que leva à formação e reabsorção coordenadas do osso .[27]

1. Devido à sua ampla distribuição e interconexões, os osteócitos detectam as tensões induzidas no osso e, por conseguinte, são considerados os principais mecanorreceptores do osso.
2. Os osteócitos estão organizados em sincícios que proporcionam uma grande área de contacto entre as células (e os seus processos) e a parte não celular do tecido ósseo. Esta disposição permite aos osteócitos
   a. Participar na regulação da homeostase do cálcio no sangue,
   b. Sentir a carga mecânica e transmitir essa informação a outras células do osso.

3. Os osteócitos mobilizam cálcio da matriz para transporte e troca com fluidos corporais em resposta à procura sistémica. Também eles respondem a influências sistémicas, tal como evidenciado pelo aumento dos níveis de AMP cíclico, e actuam como transdutores para modular a atividade local de remodelação óssea. São libertados pelos osteoclastos durante a reabsorção, com o destino final de morte celular apoptótica. As células de revestimento ósseo regulam a composição iónica do fluido ósseo, protegem a superfície óssea dos osteoclastos e regulam a formação ou reabsorção de novo osso.

C. CÉLULAS DE REVESTIMENTO ÓSSEO

São células finas e alongadas que cobrem a maioria das superfícies ósseas no esqueleto maduro. Extensões citoplasmáticas ou junções comunicantes ligam-nas frequentemente umas às outras ou aos osteócitos. Por serem metabolicamente inactivas, as células do revestimento ósseo contêm menos organelos e menos citoplasma do que os osteoblastos. Por vezes, são designadas por "osteoblastos em repouso" ou "osteócitos de superfície[35] ".

D. OSTEOCLASTS-

Os osteoclastos são células gigantes e multinucleadas responsáveis pela reabsorção óssea, tanto em condições normais como patológicas, como a osteoporose.

Morfologicamente, os osteoclastos tendem a ser muito maiores do que as outras células ósseas e estão geralmente localizados na superfície do osso.

Sabe-se que são muito móveis, deslocando-se de vários locais e ao longo da superfície óssea, e pensa-se que esta motilidade é responsável pelo aspeto variado destas células[32] . Os núcleos dos osteoclastos, que têm uma média de 3 a 20, tendem a ser ovais e concentram-se a meio da célula. A presença de RER é menor do que nos osteoblastos, o que é consistente com a diminuição da produção e secreção de proteínas. As mitocôndrias são mais numerosas nos osteoclastos do que em qualquer outro tipo de célula do corpo. Entre os núcleos existem vesículas de material de Golgi, relativamente mais pequenas em número. Estão presentes muitos tipos de vacúolos lisossómicos, o que faz com que o citoplasma seja considerado "espumoso[34] ".

A membrana plasmática do osteoclasto ativo tem um aspeto dobrado, conhecido como bordo de rufo. As dobras profundas deste bordo resultam em projecções da célula semelhantes a apêndices que podem envolver proeminências ósseas ou ficar ao longo da superfície. A grande área de superfície da membrana permite potencialmente uma extensa troca entre os ambientes intracelular e extracelular .[34]

COMPOSIÇÃO EXTRACELULAR

A constituição extracelular do osso compreende aproximadamente 90% do seu volume, sendo os restantes 10% constituídos por células e vasos sanguíneos. Esta matriz extracelular é composta por um componente orgânico e um componente inorgânico .[27]

I. A MATRIZ INORGÂNICA:

a. A matriz óssea é formada por um arcabouço de fibras de colagénio entrelaçadas, no interior das quais se encontram cristais de hidroxiapatite ($Ca_{10}(PO_4)_6(OH)_2$).

b. Na fase inorgânica predomina o fosfato de cálcio sob a forma de apatite pouco cristalina, também conhecida como dahlita.

c. A matriz inorgânica do osso é essencial para fornecer a maior parte da resistência à tração e para as importantes funções fisiológicas relacionadas com o armazenamento de iões. Estima-se que os sais minerais do osso contenham 99% do cálcio, 85% do fósforo e entre 40% e 60% do sódio e do magnésio encontrados no corpo.

d. As funções fisiológicas relacionadas com a condução nervosa e a contração muscular dependem desta matriz inorgânica para manter concentrações adequadas de iões no fluido extracelular. Os cristais de minerais ósseos, que anteriormente se pensava serem classificados como hidroxiapatite pura, são considerados como apatite devido aos grupos ácido-fosfato únicos. As funções mecânicas e fisiológicas dos cristais de minerais ósseos parecem depender da quantidade de cristal presente, bem como da idade do cristal .[27]

II. A MATRIZ ORGÂNICA:

a) Representa aproximadamente 35% do peso total do tecido ósseo, em comparação com 65% da parte inorgânica.

b) Incluem o colagénio, que constitui o principal componente orgânico dos tecidos ósseos mineralizados, e os não colagénicos.

PROTEIN	FUNCTION
Osteocalcin	Inhibits mineralization, recruit bone cell precursors.
Osteonectin	Facilitate type 1 collagen mineralization, supress rate of hydroxyapatite crystal growth, modulate cell attachment and detachment
Osteopontin	Cell binding activity, osteoclast anchoring & mineral binding activity.
Bone Sialoprotein	Cell binding activity
Bone proteoglycan (biglycan)	Function unclear
Bone proteoglycan-2 (decorin)	Bind to collagen fibers, regulate fiber growth, bind/present growth factors in matrix.
Thrombospondin	Bind and organize matrix, cell attachment
Matrix gla – protein	Prevent growth plate mineralization

NON- COLLAGENOUS PROTEINS

c) proteínas constituídas por osteocalcina, osteopontina, sialoproteínas ósseas e proteoglicanos.

d) Proteoglicanos - Decorina, Biglicano

e) Pequenas quantidades de hidratos de carbono e lípidos contribuem para 1/3 da matriz orgânica.

Colagénio-

- Inclui aproximadamente 80-90% de componente orgânico.
- O colagénio do tipo I (>95%) é o principal colagénio presente no osso mineralizado e, juntamente com o tipo V (5%), forma feixes de fibras heterotípicas que proporcionam a integridade estrutural básica do tecido conjuntivo.

- As fibras de tipo III e XII também estão presentes e formam estruturas de anéis de piridínio (piridinolinas) que têm uma elevada resistência à tração .[35]

- As fibras de Sharpey contêm colagénio de tipo III com colagénio de tipo I.

IRRIGAÇÃO SANGUÍNEA E NERVOSA DO OSSO ALVEOLAR

1. O fornecimento vascular do osso entra no septo interdentário através do canal nutritivo, juntamente com as veias, os nervos e os linfáticos.

2. O fornecimento de sangue ao osso provém principalmente das artérias alveolares inferiores e superiores. As arteríolas dentárias, que também se ramificam das artérias alveolares, entram nos espaços medulares através das perfurações na placa cribriforme.

3. A drenagem venosa do osso alveolar acompanha o fornecimento arterial. As vénulas recebem o sangue através da abundante rede capilar.

4. Os linfáticos complementam o sistema de drenagem venosa. Os canais linfáticos no osso alveolar passam através do canal dentário inferior na maxila e depois para o gânglio linfático submaxilar.

5. O fornecimento nervoso ao osso alveolar na maxila é efectuado através dos nervos alveolares superior posterior, superior médio e superior anterior, que são os ramos do nervo maxilar. Na mandíbula, é fornecido pelo nervo alveolar inferior.

CARACTERÍSTICAS RADIOLÓGICAS

1. Lâmina Dura:

- As cavidades dentárias são delimitadas por uma fina camada radiopaca de osso denso denominada *lâmina dura*.

- É causada pelo facto de o feixe de raios X passar tangencialmente através de muitas vezes a espessura da parede óssea fina, o que resulta na atenuação observada.

2. Crista alveolar:

- A margem gengival do processo alveolar que se estende entre os dentes é visível nas radiografias como uma linha radiopaca, a crista alveolar.

• O nível desta crista óssea a não mais de 1,5 mm da junção cemento-esmalte (CEJ) dos dentes adjacentes é considerado normal.

• As radiografias podem demonstrar apenas a posição da crista; a determinação do significado do seu nível é, antes de mais, um problema clínico.

3. Osso esponjoso:

• O osso esponjoso (também designado por *osso trabecular* ou *esponjoso)* situa-se entre as placas corticais em ambos os maxilares.

• É composta por finas placas e hastes radiopacas (trabéculas) que envolvem muitas pequenas bolsas radiolucentes de medula.

REMODELAÇÃO ÓSSEA

A regulação da remodelação óssea é um processo complexo que inclui hormonas e factores locais. O osso contém 99% dos iões de cálcio do corpo e, por isso, é a principal fonte de libertação de cálcio quando o nível de cálcio no sangue diminui, o que é monitorizado pela glândula paratiroide.

Diminuição do cálcio no sangue mediada por receptores nas células principais das paratiróides

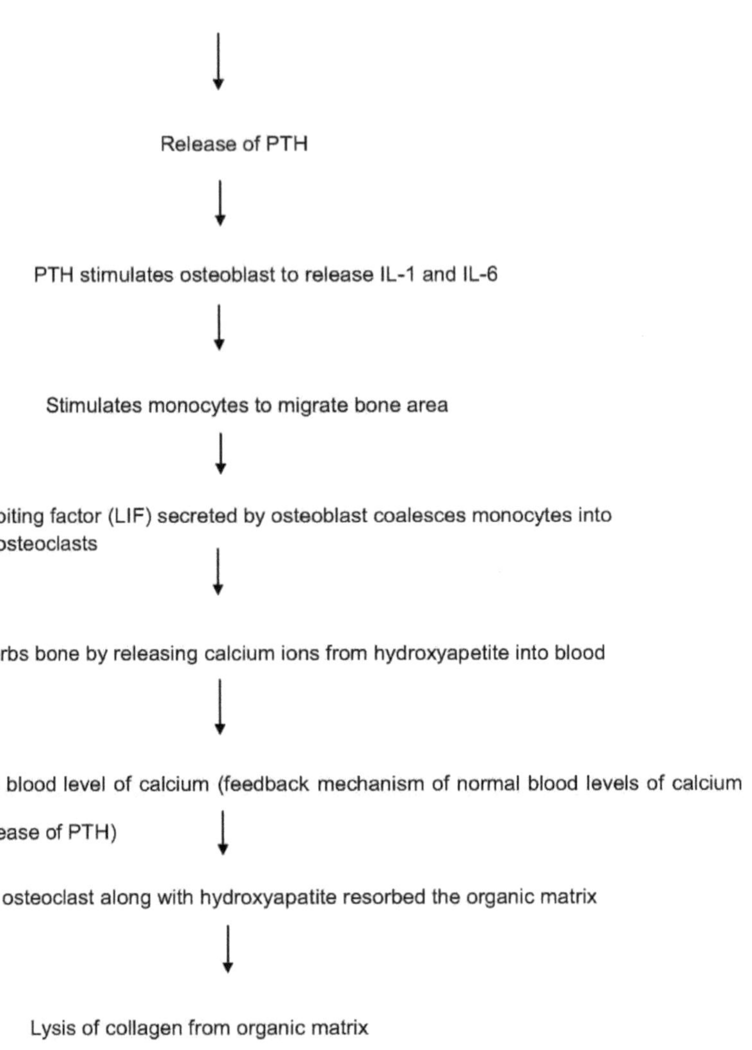

Stimulates the differentiation of osteoblast which ultimately deposit bone.

1. Esta interdependência entre osteoblastos e osteócitos na remodelação é designada **por acoplamento.**

2. Enquanto o novo osteoide está a ser depositado, o osteoide mais antigo localizado abaixo da superfície torna-se mineralizado à medida que a frente de mineralização avança.

3. A reabsorção óssea é um processo complexo morfologicamente relacionado com o aparecimento de superfícies ósseas erodidas (lacunas de Howship) e

grandes células multinucleadas (osteoclastos).

OSSO ALVEOLAR EM DOENÇA

DESTRUIÇÃO ÓSSEA CAUSADA PELA EXTENSÃO DA GENGIVA

INFLAMAÇÃO

A inflamação crónica é a causa mais comum de destruição óssea na DP, uma vez que resulta na extensão do processo inflamatório ao osso. A extensão da inflamação da gengiva marginal para o tecido periodontal de suporte marca a transição da gengivite para a periodontite.

Heji et al[36] no seu estudo converteram uma gengivite crónica confinada e natural em periodontite progressiva em animais experimentais, colocando uma ligadura de seda no sulco, o que induziu a ulceração do epitélio sulcular, uma mudança na população do tecido conjuntivo de células predominantemente plasmáticas para PMNs e reabsorção osteoclástica da crista alveolar.

Kronfeld[37] referiu que a destruição óssea no tecido periodontal não é um processo de necrose. Envolve uma atividade de células vivas ao longo do osso viável. Quando a necrose dos tecidos e o pus estão presentes na doença periodontal, ocorrem nas paredes de tecido mole das bolsas periodontais e não ao longo da margem de reabsorção do osso subjacente.

Histopatologicamente, a inflamação gengival estende-se ao longo dos feixes de fibras de colagénio e segue o curso dos vasos sanguíneos através dos tecidos frouxamente dispostos à sua volta até ao osso alveolar[38] . Embora o infiltrado inflamatório esteja concentrado no periodonto marginal, a reação é muito mais difusa, atingindo frequentemente o osso.

Interproximalmente, a inflamação espalha-se para o tecido conjuntivo frouxo através das fibras e depois para o osso através de canais de vasos que perfuram a crista do septo interdentário.

Facialmente e Lingualmente, a inflamação da gengiva espalha-se ao longo da superfície periosteal externa do osso e penetra nos espaços medulares através de canais de vasos no córtex externo. Ao longo do trajeto da gengiva até ao osso, a inflamação destrói as fibras gengivais e transeptais, reduzindo-as a fragmentos granulares desorganizados intercalados entre as células inflamatórias e o edema .[39]

Quando a inflamação atinge o osso por extensão a partir da gengiva, espalha-se para os espaços medulares e substitui a medula por um exsudado leucocitário e líquido, novos vasos sanguíneos e fibroblastos em proliferação. Os osteoclastos multinucleares e os fagócitos mononucleares aumentam em número, e a superfície óssea aparece, revestida de lacunas de howship.

Nos espaços medulares, a reabsorção ocorre a partir do interior, provocando um adelgaçamento das trabéculas ósseas circundantes e o alargamento dos espaços medulares, seguido da destruição do osso e da redução da altura do osso. A medula óssea gorda é parcial ou totalmente substituída por uma medula de tipo fibroso nas proximidades da reabsorção.

PLACA A CORES - 5

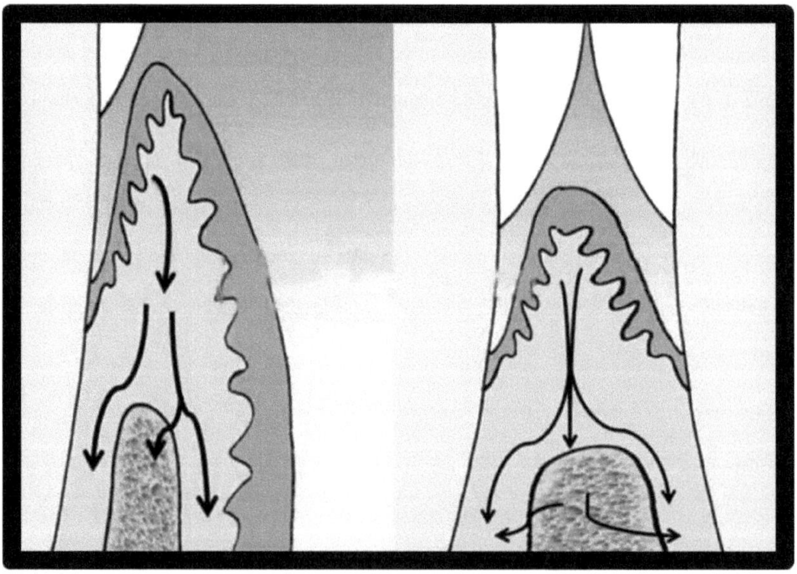

EXTENSÃO DA INFLAMAÇÃO DA GENGIVA PARA OS TECIDOS PERIODONTAIS

PERÍODOS DE DESTRUIÇÃO-

A destruição periodontal ocorre de forma episódica e intermitente, com períodos de inatividade ou quiescência. Os períodos destrutivos resultam na perda de colagénio e osso alveolar com aprofundamento da bolsa periodontal.

Foram sugeridas as seguintes teorias relativamente ao início dos períodos destrutivos

1. As explosões de atividade destrutiva estão associadas a ulceração subgengival e a uma reação inflamatória aguda, resultando numa rápida perda de osso alveolar .[40]

2. As explosões de atividade destrutiva coincidem com a conversão de uma lesão predominantemente de linfócitos T numa lesão com um infiltrado predominantemente de linfócitos B e células plasmáticas .[41]

3. Os períodos de exacerbação estão associados a um aumento da flora de bolsa anaeróbia, solta, não aderente, móvel, gram negativa, e os períodos de remissão coincidem com a formação de uma flora gram positiva densa, não aderente, não móvel, com tendência para mineralizar .[42]

4. A invasão dos tecidos por uma ou várias espécies bacterianas é seguida de uma defesa local avançada do hospedeiro que controla o ataque .[43]

Ubios et al[44] , num estudo histomorfométrico da perda óssea na periodontite induzida por ligaduras, concluíram que o número de osteoclastos atinge o pico em 72 horas após o início da inflamação inicial.

Schwartz et al[45] descobriram que os produtos da placa bacteriana induzem a diferenciação de células progenitoras ósseas em osteoclastos e estimulam as células gengivais a libertar mediadores inflamatórios.

OSTEOCLASTOS E DOENÇA PERIODONTAL

O osteoclasto pode desempenhar um papel importante na taxa variável de destruição óssea observada na periodontite

A controvérsia sobre a origem do osteoclasto gira em torno de duas teorias[46]

1. Teoria das células osteoprogenitoras multipotenciais
2. Teoria das células estaminais hemopoiéticas

Os defensores da teoria das células osteoprogenitoras multipotenciais identificaram uma célula mesenquimal indiferenciada que daria origem a ambas as células envolvidas no metabolismo ósseo: osteoblastos e osteoclastos.

A teoria das células estaminais hemopoiéticas afirma que os osteoclastos precursores surgem a partir de monócitos fenotipicamente semelhantes de origem hemopoiética.

Hausmann[47] referiu que o tipo de micróbios que inibem a bolsa periodontal pode determinar o grau de atividade dos osteoclastos na lesão periodontal. Afirmou ainda que foi demonstrado que os PGs estimulam diretamente a reabsorção osteoclástica.

Galbraith et al[48] referiram que vários factores influenciam a produção de citocinas na saúde e na doença oral. Os PMNs são as células ou efeitos imunitários mais prevalentes no fluido crevicular, e a emigração de PMNs do sangue para a cavidade oral aumenta com o grau de insulto microbiano. Estes também são reconhecidos como capazes de biossíntese de novo de várias citocinas, incluindo IL-1 a e в, TNF-a e IL-6.

Irving et al[49] estudaram microrganismos gram-negativos *(Capnocytophaga, Fusobacterium nucleatum, Eikenella corrodens)*, todos eles causadores de doença periodontal entre o primeiro e o segundo molar superior, com migração da ligação epitelial, destruição do osso alveolar por osteoclastos e impactação de detritos.

Heijl et al[36] descobriram que a explosão da atividade dos osteoclastos estava diretamente relacionada com a fase aguda da inflamação, em particular no que diz respeito ao número de PMNs na lesão periodontal, uma vez que, ao atingir o pico, os PMNs representavam 75% das células no tecido periodontal inflamado do macaco.

MECANISMO DE REABSORÇÃO ÓSSEA

A perda óssea alveolar é uma caraterística marcante da progressão da periodontite e a sua prevenção é um desafio clínico fundamental no tratamento da DP. A destruição óssea é mediada pela resposta imune e inflamatória do hospedeiro ao desafio microbiano[50] . No entanto, os mecanismos pelos quais a resposta imunitária local contra as bactérias periodontopáticas perturba o equilíbrio homeostático da formação e reabsorção óssea a favor da perda óssea continuam por estabelecer.

Os osteoclastos, a principal célula de reabsorção óssea, diferenciam-se a partir de precursores de monócitos/macrófagos sob a regulação das citocinas críticas fator estimulador de colónias de macrófagos (MCSF), ligando RANK e OPG. O TNF-a, a IL-1 e a PGE2 também promovem a atividade dos osteoclastos. Os processos patogénicos das doenças periodontais inflamatórias destrutivas são instigados pela microflora da placa subgengival e por factores como o LPS derivado de agentes patogénicos específicos. Estes são propagados por influências das células inflamatórias e imunitárias do hospedeiro, e a ativação das células T e B inicia a resposta imunitária adaptativa através da regulação do eixo regulador das células T Helper 1,2 e 17

(Th 1,2,17).[50]

Os osteoclastos reabsorvem o osso através de uma caraterística especializada chamada borda rugosa. Esta estrutura sela uma área e, em seguida, as vesículas armazenadas no osteoclasto são libertadas para causar a degradação. Estas enzimas incluem a fosfatase ácida, as catepsinas e as metaloproteinases de matriz (MMPs).

Durante a fase de "reabsorção", os osteoclastos trabalham em conjunto, removendo os componentes minerais e orgânicos da matriz óssea.[21] A caraterística distintiva da superfície de reabsorção é o aparecimento de uma erosão recortada, denominada lacuna de Howship ou lacuna de reabsorção.[51] A fase de reabsorção dura cerca de 8-10 dias, presumivelmente o tempo de vida do osteoclasto.[21] Depois de a maior parte da matriz mineral e orgânica ter sido eliminada, há uma fase de "reversão" que dura 7-14 dias, marcando a transição da destruição para a reparação. Aqui, ocorre o acoplamento da reabsorção à formação.[52] Após a conclusão de uma lacuna de reabsorção, o osteoclasto pode mover-se ao longo da superfície óssea e reiniciar a reabsorção ou sofrer apoptose.[21]

A interação entre os osteoclastos e os osteoblastos é regulada pela via RANK, que é um equilíbrio entre o ligando para RANK (RANKL) e um inibidor competitivo OPG.

RANKL/OPG. O RANKL é expresso pelos osteoblastos e por vários outros tipos de células, incluindo os fibroblastos e os linfócitos T e B. Em condições patológicas, como as que ocorrem na periodontite, ocorre uma produção desregulada desta citocina. Os osteoblastos expressam os receptores toll like (TLR) 1, 2, 4 e 6 e respondem aos ligandos TLR2/6 e TLR2/1 aumentando a ativação DO NFKB e os níveis de expressão do RANKL.

PLACA A CORES - 6

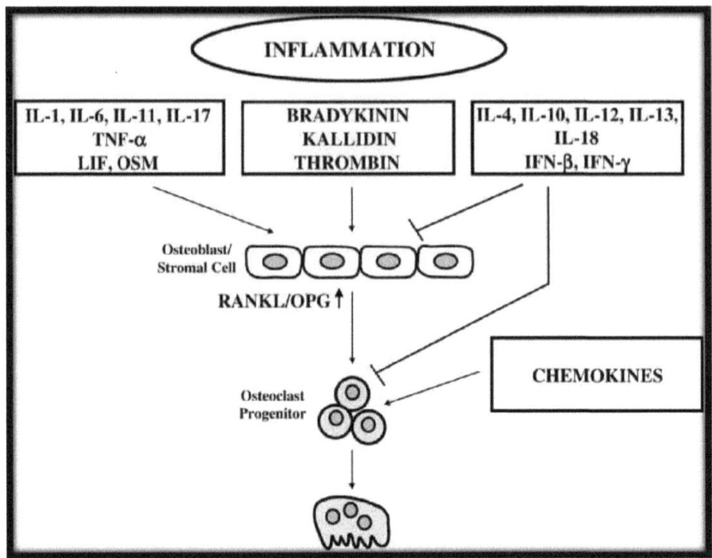

REABSORÇÃO ÓSSEA ENVOLVENDO CITOCINAS INFLAMATÓRIAS E OUTROS MEDIADORES QUE ACTUAM ATRAVÉS DA LIGAÇÃO DE RANKL ATRAVÉS DE RANK.

A ação do RANKL pode ser bloqueada pelo seu recetor isco solúvel OPG, que se encontra desregulado na periodontite, resultando assim num aumento da relação RANKL/OPG. Em condições saudáveis, a OPG é produzida por fibroblastos periodontais e células endoteliais residentes. Os estudos imuno-histoquímicos demonstram uma coloração significativamente mais baixa da OPG nos tecidos afectados pela periodontite, em comparação com os tecidos gengivais saudáveis, e os estudos de expressão genética indicam níveis mais baixos de expressão da OPG na periodontite, em comparação com controlos saudáveis.

Garlet et al[5] investigaram as concentrações relativas de RANKL e OPG durante a progressão da periodontite experimental induzida em ratos. Observa-se uma rápida perda óssea na parte inicial do estudo, correlacionada com o aumento da expressão de RANKL em relação à OPG (dias 0 a 15).

Na última parte do estudo (dias 30 a 60), quando a taxa de perda óssea abrandou, a concentração de RANKL diminui, enquanto a concentração de OPG é elevada. Todos os estudos disponíveis indicam, coletivamente, que o RANKL aumenta, enquanto a OPG diminui na periodontite; no entanto, não é relatada qualquer diferença na relação entre pacientes com periodontite ligeira, moderada ou grave.

Graves e Cochran[4] - explicaram o papel da "frente inflamatória" na reabsorção óssea periodontal. Segundo os quais, a perda óssea que ocorre em resposta a uma reação inflamatória é conhecida por depender de dois factores críticos. Primeiro, a concentração de mediadores inflamatórios presentes no tecido gengival deve ser suficiente para ativar as vias que levam à reabsorção óssea. Em segundo lugar, os mediadores inflamatórios devem penetrar no tecido gengival para atingir uma distância crítica até ao osso alveolar.

Horton et al[52] sugeriram que a patogénese da perda de osso alveolar na DP é complexa, devido ao efeito direto e indireto da sépsis bacteriana e dos mecanismos de defesa do hospedeiro nos tecidos. Esta perda parece ser independente da resposta esquelética generalizada ou da perturbação do metabolismo mineral sistémico, sugerindo que existem moléculas biológicas específicas no local para controlar as respostas celulares.

Sakamoto e Sakamoto[53] concordam com a teoria das duas células osteoblastos/osteoclastos, mas consideram que ambas as células estão envolvidas num processo de degradação óssea em duas fases.

A fase I é uma fase enzimática em que a colagenase é produzida pelos osteoblastos ou osteócitos. A enzima penetra nas camadas mais profundas do osso e digere a matriz de colagénio.

A fase II é uma fase fagocítica, na qual os osteoclastos fagocitam subsequentemente as partículas inorgânicas do osso e quebram-nas no fagossoma intracelular.

Propuseram também que os estimulantes da reabsorção óssea induzem as células osteoblásticas do revestimento ósseo a sintetizar e a libertar colagenase, que digere o osteoide e a matriz óssea orgânica. Os osteoblastos também se retraem da superfície externa do osso para expor a superfície subjacente do osso mineralizado aos osteoclastos recrutados que, em seguida, desalojam e engolfam o mineral ósseo.

Heersch et al[54] propuseram uma teoria de duas células da reabsorção óssea e salientaram que os estudos morfológicos demonstram consistentemente fibrilas de colagénio nos fagossomas de células mononucleares e/ou células semelhantes a fibroblastos que estão em estreita associação com osteoclastos. O osteoclasto, por outro lado, não possui tais fagossomas intracelulares contendo fibrilas de colagénio. Postulou uma interação conjunta de células mononucleares com osteoclastos. O osteoclasto actuaria para desmineralizar o osso enquanto a célula mononuclear degradaria as fibras de colagénio.

Mundy e Roodman[55] referiram que os mecanismos que afectam o equilíbrio entre a reabsorção e a formação não são completamente conhecidos, mas há cada vez mais provas de que uma cascata complexa de acontecimentos que envolvem uma série de factores autócrinos e parácrinos está envolvida na regulação do metabolismo ósseo. Na formação e manutenção do sistema esquelético, o osteoblasto fornece grande parte do controlo local, porque não só produz matriz óssea, como também desempenha um papel importante na mediação da atividade dos osteoclastos. Muitos dos estimuladores primários da reabsorção óssea, como a proteína relacionada com a PTH, têm um efeito mínimo ou nenhum efeito direto nos osteoclastos. Mas os osteoblastos têm receptores para estas substâncias e, quando recebem o sinal adequado, libertam um mediador solúvel que induz a reabsorção óssea dos osteoclastos. As citocinas e os factores de crescimento libertados da matriz durante a digestão actuam como um ciclo de feedback e desencadeiam a formação e ativação de osteoblastos para sintetizar e depositar uma quantidade equivalente de osso novo na fossa de reabsorção. Desta forma, a formação e a reabsorção óssea são controladas por factores sistémicos e locais.

FACTORES QUE REGULAM A FORMAÇÃO ÓSSEA

FACTORES LOCAIS-

1. **Placa** - O principal agente etiológico no início e progressão da DP.

Hausmann[47] referiu as seguintes vias pelas quais os produtos da placa bacteriana podem causar perda óssea alveolar nas doenças periodontais.

a. A ação direta dos produtos da placa sobre as células progenitoras do osso induz a diferenciação destas células em osteoclastos.

b. Os produtos da placa actuam diretamente no osso, destruindo-o através de um mecanismo não celular.

c. Os produtos da placa bacteriana estimulam as células gengivais, levando-as a libertar mediadores que, por sua vez, induzem as células progenitoras ósseas a diferenciarem-se em osteoclastos.

d. Os produtos da placa bacteriana fazem com que as células gengivais libertem agentes que podem atuar como cofactores na reabsorção óssea.

e. Os produtos da placa bacteriana fazem com que as células gengivais libertem agentes que podem destruir o osso por ação química direta sem osteoclastos.

2. **Variações anatómicas - As** caraterísticas anatómicas que afectam substancialmente o padrão de

destruição óssea na doença periodontal incluem o seguinte

i) A espessura, a largura e a angulação da crista dos septos interdentários.

ii) A espessura das placas alveolares facial e lingual.

iii) A presença de fenestrações e deiscências.

iv) O alinhamento dos dentes.

v) Anatomia da raiz e do tronco.

vi) Posição da raiz no maxilar alveolar.

vii) Proximidade com outra superfície dentária.

Os defeitos ósseos angulares não se podem formar em placas alveolares faciais ou linguais finas, que têm pouco ou nenhum osso esponjoso entre as camadas corticais externa e interna. Nestes casos, toda a crista da placa é destruída e a altura do osso é destruída.

Muitos investigadores documentaram a íntima relação anatómica entre a morfologia da raiz do molar e o envolvimento da furca periodontal.

A projeção cervical do esmalte (CEP) é uma das anomalias de desenvolvimento mais comuns que afectam as regiões de furca. Muitos estudos demonstram que as CEPs estão provavelmente relacionadas com a progressão mais rápida da formação de bolsas devido à sua anatomia e localização .[56]

Alguns estudos revelaram uma correlação positiva entre a prevalência de CEPs e um nível reduzido de ligação periodontal e envolvimento de furca na maioria dos grupos de molares.

3. **Exostoses** - São protuberâncias ósseas de tamanho e forma variados. As exostoses palatinas são mais comuns e podem apresentar-se sob a forma de pequenos nódulos, grandes nódulos, cristas afiadas, projecções em forma de espiga ou qualquer combinação destas formas.

4. **Traumatismo por oclusão (TFO)-**

► Quando as forças oclusais excedem a capacidade adaptativa do tecido, ocorre uma lesão tecidular.

A lesão resultante é designada por **TFO.**

PLACA A CORES - 7

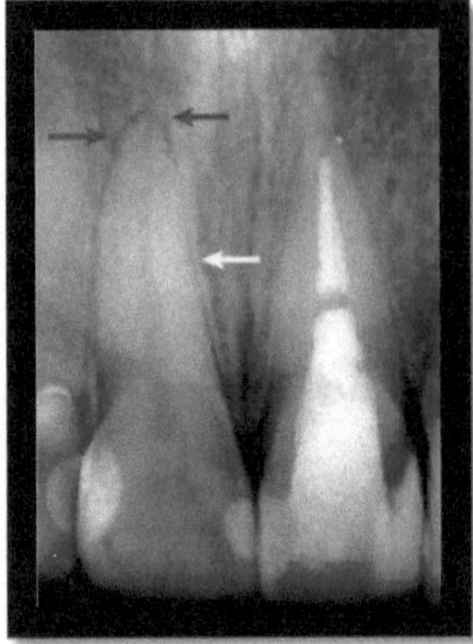

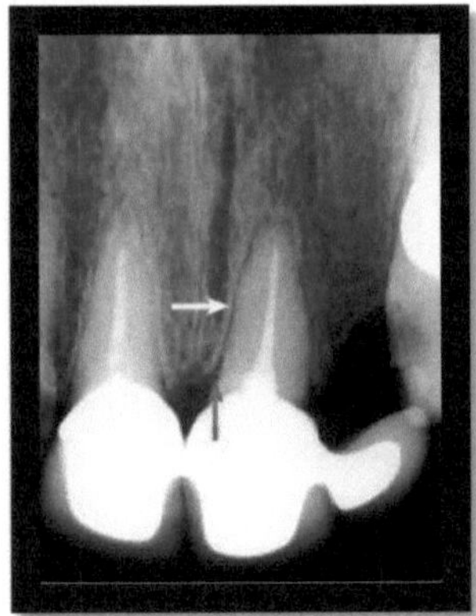

FIG. 1 ESPESSAMENTO DA LÂMINA DURA

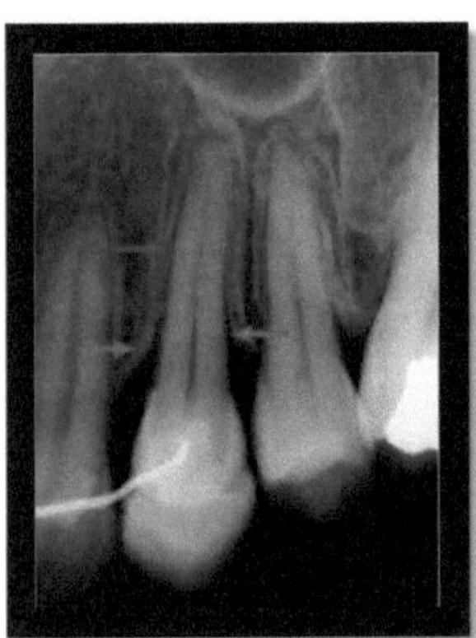

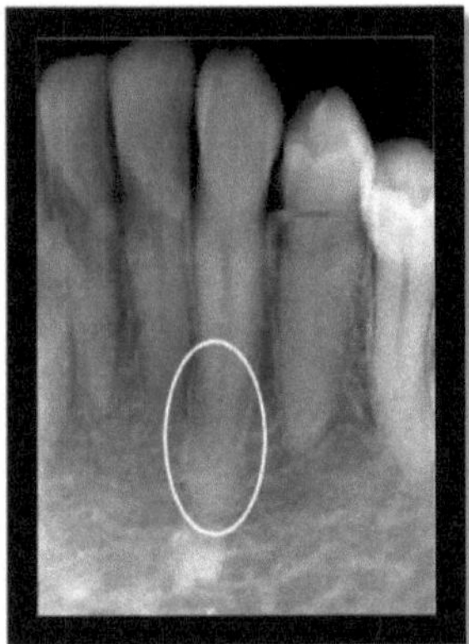

FIG. 2 : OSSO MARGINAL FIG. 3 : RADIOPACIDADE PERIAPICAL

TRAUMATISMO POR OCLUSÃO

► Assim, a TFO refere-se à lesão tecidular e não à força de oclusão. Uma oclusão que produza tal lesão é designada por oclusão traumática.

► Tende a alterar a forma da crista alveolar. A alteração da forma consiste num alargamento do espaço marginal do PDL, num estreitamento do osso alveolar interproximal e num espessamento em forma de prateleira da margem alveolar.

► Por conseguinte, embora o trauma da oclusão não altere o processo inflamatório, altera a arquitetura da área em redor do local inflamado.

Assim, na ausência de inflamação, a resposta ao trauma da oclusão limita-se à adaptação ao aumento das forças. No entanto, na presença de inflamação, as alterações na forma da crista alveolar podem conduzir à perda de osso angular, e as bolsas existentes podem tornar-se intra-ósseas.

Os traumatismos oclusais podem ser divididos em 3 categorias gerais:

a. Traumatismo oclusal primário

b. Traumatismo oclusal secundário

c. Traumatismo oclusal combinado

Glickman e Smulow[57] referiram que quando a inflamação se estende da gengiva para os tecidos periodontais de suporte, a inflamação induzida pela placa bacteriana entra na zona influenciada pela oclusão, conhecida como zona de co-destruição.

Lindhe e Svanberg[58] estudaram a influência do tipo de lesão periodontal por sacudidela na progressão da periodontite marginal utilizando o modelo do cão beagle. A cirurgia foi utilizada para produzir um defeito ósseo e bolsas periodontais, tendo sido sobreposto um traumatismo por sacudidelas. A comparação radiográfica mostrou que, quando o traumatismo estava presente, se observava uma diferença dramática na morfologia do osso alveolar na crista e no ápice.

Polson e Zander[59] realizaram uma investigação em macacos esquilo para avaliar o efeito do trauma nas bolsas infra-ósseas existentes e as dimensões históricas quando comparadas mostraram uma maior perda de osso em espécimes com a combinação de periodontite e trauma.

5. **Formação** óssea **de reforço** - A formação óssea ocorre numa tentativa de reforçar as trabéculas ósseas enfraquecidas pela reabsorção. Quando ocorre no interior da mandíbula, é designada por formação óssea de suporte central. Quando ocorre na superfície externa, é designada por formação óssea de suporte periférica.

Glickman e smulow[57] relataram que, dependendo da sua gravidade, o reforço periférico pode produzir um espessamento do rebordo alveolar semelhante a uma prateleira, denominado Lipping, ou uma protuberância pronunciada no contorno do osso facial e lingual. Eles concluíram que, quando o osso é reabsorvido por forças oclusais excessivas, o corpo tenta reforçar as trabéculas ósseas afinadas com osso novo, o que é uma caraterística importante do processo reparador associado ao TFO.

6. **Impactação de alimentos** - Os defeitos ósseos interdentários ocorrem frequentemente quando o contacto proximal é anormal ou inexistente. A pressão e a irritação causadas pela impactação de alimentos contribuem para a arquitetura óssea invertida. Em alguns casos, a má relação proximal pode resultar de uma mudança na posição do dente devido a uma extensa destruição óssea que precede a impactação alimentar. Este é um fator de complicação e não a causa do defeito ósseo.

7. **Hábitos adversos como o tabagismo** - actua como um fator importante para a perda óssea. Foi observada uma relação positiva entre o consumo de tabaco e a deposição de cálculos.

Feldman et al[60] , utilizando métodos epidemiológicos e estatísticos modernos, demonstraram que o consumo de cigarros é um fator de risco para a periodontite. Estes estudos relataram a associação entre o tabagismo e a perda de osso alveolar e a perda de dentes, bem como a prevalência e a gravidade da periodontite.

Haber[61] examinou o papel do tabaco como fator de risco para a periodontite, bem como para a perda óssea interproximal. O tabagismo tem sido relacionado com a gravidade da DP, com o número de dentes perdidos e com um aumento da incidência de periodontite refractária e recorrente.

Papapanou[62] descobriu que os fumadores têm um risco três vezes maior de sofrer de DP grave em comparação com os não fumadores.

Bergstrom[63] referiu que a redução da altura óssea nos fumadores era 2,7 vezes superior à observada nos não fumadores, o que sugere, em média, uma taxa de redução da altura óssea quase três vezes superior sob a influência do tabaco.

FACTORES SISTÉMICOS

Mediadores da reabsorção óssea

STIMULATORS	INHIBITORS
IL-1	Interferon (IFN-γ)
IL-6	OPG
TNF- α	Estrogens
PTH	Androgens
PTH-released proteins (PTHrP)	Calcitonin (CT)
Prostaglandin E_2 (PGE_2)	Cyclosporine
Macrophage colony stimulating factor (M-CSF)	
RANK, RANKL	

I. BIOMARCADORES

Podem ser definidos como substâncias que são medidas objetivamente e avaliadas como indicadores de processos biológicos normais, processos patogénicos e respostas farmacológicas a uma intervenção terapêutica. Os biomarcadores, quer sejam produzidos por indivíduos saudáveis normais ou por indivíduos afectados por doenças sistémicas específicas, são moléculas reveladoras que podem ser utilizadas para monitorizar o estado de saúde, o início da doença, a resposta ao tratamento e os resultados. Os biomarcadores informativos podem ainda servir como sentinelas precoces da doença.

Os marcadores biológicos presentes no FGC que determinam a perda óssea incluem fragmentos de colagénio ósseo, proteínas extracelulares e de matriz como a osteopontina, a osteonectina e a osteocalcina.

Osteopontina (OPN) - É uma fosfoproteína glicosilada não colagénica que se liga ao cálcio na matriz óssea e é produzida por várias células, incluindo osteoblastos, osteoclastos e macrófagos.

É um polipéptido de cadeia simples com um peso molecular de aproximadamente 32.600[64] . Encontra-se no rim, no sangue, na glândula mamária, nas glândulas salivares e no osso. Na matriz óssea, a OPN está altamente concentrada nos locais onde os osteoclastos estão ligados à superfície mineral subjacente, ou seja, nas áreas de ligação da zona clara da membrana plasmática .[65]

Uma vez que a OPN é produzida tanto pelos osteoblastos como pelos osteoclastos, tem uma função dupla na maturação e mineralização ósseas, bem como na reabsorção óssea .[66]

Kido et al.[67] investigaram a presença de OPN no FGC e a correlação entre estes níveis e as medidas de profundidade de sondagem de pacientes periodontalmente saudáveis e doentes. Os resultados deste estudo revelaram que a OPN podia ser detectada no FGC e que o aumento dos níveis de OPN coincidia com o aumento das medidas de profundidade de sondagem.

Osteonectina - Também designada por proteína secretada ácida e rica em cisteína e proteína da membrana basal (BM-40), a osteonectina é um polipéptido de cadeia simples que se liga fortemente à hidroxiapatite e a outras proteínas da matriz extracelular, incluindo os colagénios. Devido à sua afinidade com o colagénio e a hidroxiapatite, a osteonectina tem sido implicada nas fases iniciais da mineralização dos tecidos .[68]

Num estudo transversal[69] , foram analisadas amostras de FGC de pacientes com gengivite, em estados de DP moderada ou grave. Utilizando um ensaio dot blot, tanto a osteonectina como o N-propeptídeo alfa I do colagénio tipo I estavam significativamente aumentados em pacientes com DP. Além disso, as concentrações de proteínas encontradas no FGC foram elevadas à medida que as medidas de profundidade da sonda aumentaram nos locais avaliados. Na análise final deste estudo, a osteonectina pareceu ser o marcador mais sensível para a deteção do estado da DP, quando comparada com o N-propeptídeo alfa I do colagénio tipo I.

Osteocalcina - É uma proteína de ligação ao cálcio do osso e é a proteína não colagénica mais abundante nos tecidos mineralizados. É sintetizada predominantemente por osteoblastos e tem um papel importante na formação e renovação óssea. A osteocalcina apresenta atividade quimioatrativa para células progenitoras de osteoclastos e monócitos, e a sua síntese in vitro é estimulada pela 1, 25-dihidroxivitamina D3. Foi também demonstrado que promove a reabsorção óssea e estimula a diferenciação de células progenitoras de osteoclastos.

Foram encontrados níveis elevados de osteocalcina sérica durante períodos de rápida renovação óssea, como a osteoporose, o mieloma múltiplo e a reparação de fracturas. Por conseguinte, os estudos investigaram a relação entre os níveis de osteocalcina do FGC e a DP.

Nakashima et al.[70] registaram níveis significativos de osteocalcina no FGC de pacientes com periodontite e gengivite. Os níveis de osteocalcina também foram significativamente correlacionados com a profundidade da bolsa e as pontuações do índice gengival, bem como com os níveis de ALP e PGE2 no FGC.

Num estudo longitudinal de doentes com periodontite não tratada com >1,5 mm de perda de inserção durante o período de monitorização, os níveis de osteocalcina do FGC, por si só, não foram capazes de discriminar entre locais activos e inactivos. No entanto, quando foi avaliada uma combinação dos marcadores bioquímicos osteocalcina, colagenase, PGE2, a-2 macroglobulina, elastase e ALP, foram registados valores de sensibilidade e especificidade de diagnóstico aumentados de 80% e 91%, respetivamente.

Um estudo longitudinal[71] utilizando um modelo de periodontite experimental em cães beagle relatou uma forte correlação entre os níveis de osteocalcina do FGC e a renovação óssea ativa, tal como avaliada pela captação do radiofármaco de procura de osso (BSRU). No entanto, a osteocalcina demonstrou possuir apenas um valor preditivo modesto para a futura perda óssea medida por radiografia digitalizada assistida por computador.

As prostaglandinas são um grupo diversificado de ácidos gordos insaturados que se pensa serem capazes de regular uma variedade de processos, incluindo a inflamação, o fluxo sanguíneo e o transporte de iões através das membranas. Inicialmente, parecem ter um efeito inibitório nos osteoclastos, mas posteriormente têm um efeito estimulador na reabsorção óssea, aumentando a formação e a proliferação de osteoclastos. A PGE2 tem sido um fator associado à perda óssea observada em processos patológicos como a AR, a DP e, possivelmente, as neoplasias.

1. **Klein e Raisz**[72] descobriram que o efeito da PGE2, quando injectada por via intradérmica, produz alterações como as observadas na inflamação e, quando injectada sobre a superfície óssea, induz a reabsorção óssea na ausência de células inflamatórias com poucos osteoclastos multinucleados.

2. De acordo com **Chambers et al**[73] , embora a PGE2 possa inibir diretamente a atividade dos osteoclastos, actua sobre os osteoblastos através dos seus receptores PG para libertar um fator solúvel, a atividade estimuladora da reabsorção osteoclástica (ORSA) e os osteoblastos degenerados provocam uma

diminuição da libertação de ORSA, e os osteoclastos funcionalmente activos diminuem.

3. **Raisz e Martin**[74] descobriram que os PGs produzidos principalmente por osteoblastos no interior do osso demonstraram induzir alterações de forma e junções de hiato nos osteoblastos, estando assim envolvidos nos processos de ativação das células osteoclásticas.

4. **Rifkin et al**[75] mostraram que o tratamento com PGE2 aumentava rapidamente o tamanho dos bordos rugosos e das zonas claras dos osteoclastos e sugeriram que a PGE2 causava hiperplasia da população de osteoclastos e ativação de osteoclastos pré-existentes.

5. **Offenbacher et al**[76] referiram que a medição dos níveis de PGE2 no fluido crevicular demonstrou ser uma indicação da destruição dos tecidos periodontais.

Citocinas-

Trata-se de pequenas proteínas segregadas libertadas pelas células que têm um efeito específico nas interações e comunicações entre as células. Citocina é um nome geral; outros nomes incluem linfocina (citocinas produzidas por linfócitos), monocina (citocinas produzidas por monócitos), quimiocina (citocinas com actividades quimiotácticas) e interleucina (citocinas produzidas por um leucócito e que actuam sobre outros leucócitos). Podem atuar sobre as células que as segregam (ação autócrina), sobre células próximas (ação parácrina) ou, em alguns casos, sobre células distantes (ação endócrina) .[77]

Existem citocinas pró-inflamatórias e citocinas anti-inflamatórias.

Citocinas pró-inflamatórias-

Estas são produzidas predominantemente por macrófagos activados e estão envolvidas na regulação positiva das reacções inflamatórias. Incluem a IL-1, -6, -11 e -17, o TNF-a, o fator inibidor da leucemia e a oncostatina M. As cininas, como a bradicinina e a calidina, a trombina e várias quimiocinas também têm um efeito estimulante na reabsorção óssea.

As citocinas anti-inflamatórias são uma série de moléculas imunoreguladoras que controlam a resposta pró-inflamatória das citocinas. As citocinas actuam em conjunto com inibidores específicos de citocinas e receptores solúveis de citocinas para regular a resposta imunitária humana. As principais citocinas anti-inflamatórias incluem o antagonista do recetor de interleucina IL-1, IL-4, IL-10, IL-11, IL-13 e IL-18. O fator inibitório da leucemia, o fator de crescimento transformador (TGF)-e, o IFN-в e o IFN-y, que servem para inibir a reabsorção óssea.

A. *Interleucina-1 (IL-1)*

1. É o principal mediador das respostas inflamatórias que actua em muitos tipos de células e é ele próprio produzido por muitas células diferentes, incluindo macrófagos, células endoteliais, células B, fibroblastos, células epiteliais, astrócitos e osteoblastos em resposta a microrganismos, toxinas bacterianas, componentes do complemento ou lesões tecidulares.

2. Uma das acções mais importantes da IL-1 é a indução de outras citocinas e parece fazer parte de uma rede de citocinas com propriedades de autorregulação e auto-supressão.

3. **Delima et al**[78] mostraram que a inibição da IL-1 utilizando o recetor solúvel de IL-1 humano tipo I (IL-1R) reduziu significativamente a inflamação, a perda de ligação do tecido conjuntivo e a reabsorção óssea induzida por agentes patogénicos periodontais em comparação com os controlos.

4. **Boyce et al**[79] referiram que o efeito de reabsorção da IL-1 é acompanhado por uma estimulação significativa a longo prazo da formação de novo osso nos locais de reabsorção anterior.

5. **Chiang et al**[80] descobriram que os ratinhos deficientes em IL-1R tinham menos osteoclastogénese induzida por LPS de P.*gingivalis* do que os ratinhos de tipo selvagem tratados de forma semelhante. Os ratinhos transgénicos que exprimem em excesso a IL-1 a no epitélio gengival desenvolveram uma síndrome que se assemelhava a todas as caraterísticas clássicas da DP, incluindo a perda de fixação e a destruição do osso alveolar.

6. **Stashenko et al**[81] referiram que a IL-1 inibe a formação de nódulos ósseos e é responsável tanto pela estimulação como pela inibição da formação óssea.

7. **Holmlund et al**[82] referiram que, na atividade de reabsorção óssea, os níveis de citocinas estão aumentados no FGC de locais com DP e que o nível de citocinas diminui após o tratamento periodontal. Afirmaram também que a IL-1 a e a IL-1 ʙ desempenham um papel importante na atividade de reabsorção óssea.

8. **Rasmussel et al**[83] concluíram que o GCF contém actividades de estimulação da reabsorção óssea osteoclástica in vitro, mas a IL-1a não é o único ativador da reabsorção óssea.

B. *Interleucina-6 (IL-6)*

1. É um importante mediador da resposta do hospedeiro a lesões tecidulares e infecções.

2. A IL-6 desempenha um papel importante na diferenciação das células B no sistema imunitário. Tem múltiplas actividades biológicas, como o aumento da proliferação celular e a aceleração da reabsorção óssea.

3. É produzida por células hematopoiéticas e não hematopoiéticas. Tal como a IL-1, parece ter um papel importante na mediação de respostas inflamatórias e imunitárias iniciadas por infecções ou lesões. Descobriu-se pela primeira vez que esta citocina estimulava a formação de células multinucleadas com caraterísticas semelhantes às dos osteoclastos e atualmente sabe-se que é um potente estimulador da diferenciação dos osteoclastos, da reabsorção óssea e inibidor da formação óssea.

4. **Goutoudi et al**[84] analisaram os níveis de IL-6 e IL-8 no FGC de pacientes com periodontite crónica antes e depois da terapia periodontal cirúrgica e/ou não cirúrgica. Os resultados mostraram uma melhoria em todos os parâmetros clínicos.

5. **Takahashi et al**[85] investigaram os aspectos da produção de IL-6 tanto no tecido gengival como no sangue periférico de doentes com DP e de indivíduos periodontalmente saudáveis. Os resultados sugeriram que as células não linfóides no tecido gengival inflamado podem contribuir para a patogénese da DP através da produção de IL-6 e que a IL-6 produzida no tecido gengival pode não refletir os níveis de IL-6 no sangue periférico.

6. **Teixeria et al**[86] investigaram a associação entre o polimorfismo IL6c.-174G>C e a periodontite e mostraram níveis aumentados de IL-6 salivar em pacientes com periodontite. Assim, indicando que a IL-6 pode ser considerada um importante marcador para a periodontite.

7. Outras interleucinas também desempenham um papel significativo na perda óssea periodontal, incluindo a IL- 11,12,etc.

8. **Martuscelli et al**[87] indicaram que as injecções subcutâneas de rhIL-11 foram capazes de retardar a progressão da fixação e da perda óssea alveolar radiográfica num modelo de cão beagle induzido por ligaduras.

9. Outro estudo realizado por **Sharma A et al**[88] avaliou a influência da destartarização e alisamento radicular na quantidade de IL-12 no fluido salivar de pacientes com periodontite crónica grave e foram encontrados níveis detectáveis em todas as amostras de saliva. Assim, concluiu-se que a IL-12 pode ser útil

para distinguir a saúde da doença e monitorizar a atividade da DP.

C. *Fator de necrose tumoral-a (TNF-a)*

1. É também uma citocina multipotencial com uma grande variedade de efeitos biológicos e foi sugerido que tem efeitos semelhantes aos da IL-1.

2. É produzido principalmente por macrófagos em resposta a agentes como o LPS.

3. Foi demonstrado que tanto o TNF-a como a IL-1 actuam nas células endoteliais para aumentar a fixação de PMNs e monócitos, ajudando assim a recrutar estas células para os locais de inflamação.

4. Estes são os principais mediadores das doenças inflamatórias crónicas e têm o potencial de iniciar a destruição dos tecidos e a perda óssea na DP.

5. O TNF também medeia a destruição dos tecidos, estimulando a colagenase e a degradação do colagénio de tipo 1 pelos fibroblastos, o que leva à destruição do tecido conjuntivo, sendo cem vezes menos potente do que a IL-1. As moléculas de TNF-a estimulam a reabsorção óssea induzindo a proliferação e a diferenciação dos progenitores de osteoclastos e activando indiretamente os osteoclastos formados.

6. **Mayer et al**[89] avaliaram a influência da terapêutica anti-TNF-a nos parâmetros clínicos e imunológicos do periodonto e concluíram que os doentes que receberam medicação anti-TNF-a apresentavam índices periodontais e níveis de TNF-a no FGC mais baixos. Assim, a supressão de citocinas pró-inflamatórias pode revelar-se benéfica na supressão da DP.

7. **Gokul**[90] estimou o nível de TNF-a no FGC e no soro, a sua relação com a DP e explorou a possibilidade de utilizar o nível de TNF-a no FGC como um "marcador" bioquímico da DP e concluiu que Continua a ser possível que a ausência ou níveis baixos de TNF-a possam indicar uma lesão estável e níveis elevados possam indicar um local ativo, mas só estudos longitudinais que tenham em conta a "atividade" e a "inatividade" da doença podem sugerir a possibilidade de utilizar o TNF-a no FGC como um "indicador" da DP.

Factores de crescimento

São as proteínas que se ligam a receptores na superfície celular, com o principal resultado de ativar a proliferação e/ou diferenciação celular. Muitos factores de crescimento são bastante versáteis, estimulando a divisão celular em vários tipos de células diferentes, enquanto outros são específicos de um determinado tipo de célula. Exemplos são os factores de crescimento derivados das plaquetas

(PDGF), fator de crescimento epitelial (EGF), TGF-a, TGF-B .[91]

1. *Fator de crescimento derivado das plaquetas (PDGF)*

i. Trata-se de um polipéptido catiónico com 3 isómeros: PDGF-AA, PDGF-BB, PDGF-AB.

ii. O PDGF-BB é a forma biologicamente mais ativa no tecido esquelético.

iii. Estimula a síntese de ácido desoxirribonucleico (ADN) e a replicação celular nos osteoblastos e aumenta também a síntese de colagénio ósseo e a produção de matriz óssea .[92]

iv. O recetor PDGF está presente nos osteoblastos.

v. O PDGF-BB pode ser fundamental na cicatrização de feridas ou na reparação de fracturas.

2. *Fator de crescimento de ligação à heparina (HBGF)*

i. Os HBGF são membros de uma família de sete proteínas de ligação à heparina relacionadas.

ii. O fator de crescimento de fibroblastos ácido (aFGF) e o fator de crescimento de fibroblastos básico (bFGF) são as duas formas mais conhecidas de HBGFs .[93]

iii. A matriz óssea é uma fonte rica de FGFs

iv. Ambos os FGFs são mitogénicos para as células ósseas e aumentam a síntese de proteínas de colagénio e não colagénio .[94]

3. *Fator de crescimento transformador (TGF)*

i. O TGF é um agente anti-inflamatório. É produzido localmente no local de reabsorção do osso e demonstrou iniciar a formação de novo osso. Parece ser um inibidor da IL-1 e actua reduzindo o nível constitutivo ou induzido do recetor da IL-1.

ii. O TGF-a não é sintetizado pelo osso, mas estimula a reabsorção óssea, levando a

hipercalcemia em algumas doenças malignas.

iii. Superfamília TGF-B: inclui o TGF-e& outros polipéptidos homólogos, como o do osso

proteínas morfogénicas (BMPs), activinas e inibinas, factores de diferenciação do crescimento .[95]

Proteínas morfogenéticas ósseas-

a. As BMPs são uma família de factores de crescimento potentes e multifuncionais pertencentes ao TGF-B. A sua estrutura é altamente conservadora.

b. Foram identificados mais de 20 membros de BMPs no corpo humano[96]. Entre elas, as BMP-2, BMP-4, BMP-6, BMP-7 e BMP-9 desempenham um papel importante na formação óssea.

c. Podem induzir a diferenciação de células estaminais mesenquimais da medula óssea em linhagem osteoblástica e promover a proliferação de osteoblastos e condrócitos.

d. Estimulam as células-alvo através de receptores específicos ligados à membrana e sinalizam através das vias das mães contra a decapentaplegia (Smads) e da proteína quinase activada por mitogénio (MAPK).[96]

Hormonas

A homeostase do periodonto envolve relações multifactoriais complexas, nas quais o sistema endócrino desempenha um papel importante[97]. As hormonas são moléculas reguladoras específicas que têm efeitos potentes sobre os principais determinantes do desenvolvimento e da integridade do esqueleto e da cavidade oral, incluindo os tecidos periodontais. É evidente que as manifestações periodontais ocorrem quando se verifica um desequilíbrio destas hormonas esteróides.[98]

i. É provável que as hormonas sistémicas tenham um efeito direto nas células; actuam frequentemente estimulando a produção de factores de crescimento locais.

ii. As hormonas sistémicas podem regular a atividade dos factores de crescimento através de um ou mais de 4 mecanismos diferentes:

i. Regulando a síntese e a libertação de factores.

ii. Controlando a ativação de factores que são segregados em forma latente.

iii. Regulando a ligação ao recetor.

iv. Ao regular a proteína de ligação que estabiliza o fator e promove a sua ligação ao recetor.

As hormonas que afectam o tecido periodontal incluem a PTH, a calcitonina, os glucocorticóides e as hormonas sexuais (androgénios, estrogénios e progesterona)

1. *Hormona paratiroideia (PTH)-*

(i) Sabe-se que a glândula paratiroide regula a homeostase do cálcio, aumentando a libertação de cálcio do osso e a reabsorção de cálcio pelos rins .[99]

(ii) A hormona paratiroideia é conhecida por ser um forte estimulador da reabsorção óssea osteoclástica. Foi demonstrado que estimula os osteoclastos pré-existentes, aumenta o número de osteoclastos com bordos rugosos activos e expande os bordos rugosos dentro dos osteoclastos individuais. As alterações observadas no número de osteoclastos e no seu nível de atividade são paralelas ao aumento observado no cálcio extracelular .[100]

(iii) A evidência também apoia o papel que a PTH desempenha ao fazer com que as células de revestimento do osso se retraiam do osteoide mineralizado, proporcionando assim ao osteoclasto um espaço físico para se fixar à matriz .[29]

(iv) A forma ativa da vitamina D, 1,25-dihidroxi vitamina D3, está principalmente relacionada com o metabolismo ósseo e a homeostase mineral. Tanto a inibição como a indução da atividade osteoblástica foram demonstradas a nível celular, dependendo se a vitamina D é aplicada durante as fases proliferativas ou de diferenciação do desenvolvimento .[101]

(v) A vitamina D também desempenha um papel importante no aumento da absorção de cálcio no intestino e na inibição da síntese e secreção de PTH. Embora não tenha sido estabelecido um papel direto entre a vitamina D e a mineralização óssea, níveis insuficientes desta vitamina estão associados à doença infantil do raquitismo, que resulta numa diminuição da mineralização óssea .[102]

2. *Calcitonina-*

Uma hormona polipeptídica sintetizada pela glândula tiroide, tem um efeito inibidor significativo nos osteoclastos, baixando assim os níveis de cálcio sérico.

O osteoclasto parece ser o principal alvo da calcitonina, mesmo a baixos níveis de concentração. No espaço de 30 minutos após a administração de doses farmacológicas terapêuticas de calcitonina, ocorre uma inibição completa da reabsorção óssea osteoclástica, acompanhada pela perda dos bordos estriados, perda de citoplasma ao longo do bordo estriado e uma deslocação física do osso subjacente .[27]

A calcitonina tem sido utilizada para fins terapêuticos no tratamento da doença de Paget e da osteoporose. No entanto, as preocupações sobre a perda de receptores de calcitonina induzida pela calcitonina, que resulta numa resistência induzida pela hormona, levaram a preocupações sobre a sua utilização a longo prazo no tratamento ou prevenção de doenças .[103]

3. *Os glucocorticóides* têm vários efeitos complexos no metabolismo ósseo, o mais conhecido dos quais é um efeito inibidor da capacidade dos osteoblastos para sintetizar a matriz óssea. O uso prolongado de glucocorticóides pode resultar em osteopenia. Além disso, a osteopenia também pode resultar das hormonas tiroideias tiroxina e tri-iodotironina, que actuam para estimular a reabsorção osteoclástica do osso.

4. *Androgénios* - Podem desempenhar um papel significativo na manutenção da massa óssea e inibir a função osteoclástica, inibir a síntese de PG e reduzir a produção de IL-6 durante a inflamação[104] . Além disso, a testosterona estimula a proliferação e diferenciação das células ósseas e, por conseguinte, tem um efeito positivo no metabolismo ósseo[105] . Encontram-se receptores de testosterona nos tecidos periodontais[106] e o número de receptores nos fibroblastos tende a aumentar na gengiva inflamada ou com crescimento excessivo, onde a testosterona tem um efeito nos tecidos periodontais através do aumento da síntese da matriz .[107]

Kasasa e Soory[108] referiram que, em resposta à IL-1, os tecidos gengivais humanos cronicamente inflamados e os tecidos do ligamento periodontal mostraram um aumento da atividade metabólica dos androgénios e o fator de crescimento semelhante à insulina estimulou a síntese de dihidrotestosterona (DHT) na gengiva e nos fibroblastos em cultura.

Parkar et al[109] demonstraram que concentrações crescentes de DHT reduziram progressivamente a produção de IL-6 por células gengivais isoladas de indivíduos normais e de pacientes com inflamação gengival e hiperplasia gengival.

Da mesma forma, **Gornstein et al**[110] encontraram receptores de androgénio em fibroblastos gengivais e PDL humanos, e os androgénios reduziram a produção de IL-6 por células com estes receptores. A testosterona também tem efeitos inibitórios na via da ciclo-oxigenase do metabolismo do ácido araquidónico na gengiva, inibindo a secreção de PG, o que demonstra que a testosterona pode ter efeitos anti-inflamatórios no periodonto.

5. *Estrogénio-*

a. O estrogénio, direta ou indiretamente, modula citocinas que são importantes reguladores do metabolismo ósseo e também reguladores da resposta inflamatória do hospedeiro, tais como IL- 1a, IL-1 B, TNF-a, e M-CSF. A sua deficiência inicia um aumento do número de osteoclastos, impulsionado pelas mesmas citocinas que desregulam a geração de osteoblastos, promovendo um desequilíbrio no metabolismo ósseo, levando à redução da DMO. A periodontite também ativa a resposta pró-inflamatória do hospedeiro, recrutando citocinas e prostanóides, levando à ativação de osteoclastos e, assim, induzindo a reabsorção óssea .[98]

b. Efeito nos tecidos periodontais-

- Os estrogénios parecem diminuir a taxa de renovação óssea, influenciando especificamente a atividade osteoclástica. A sua privação resulta num aumento dos locais de remodelação óssea com um possível resultado a longo prazo de osteoporose. Aumenta a proliferação celular nos vasos sanguíneos[111] , estimula a fagocitose dos PMN, inibe a quimiotaxia dos PMN[112] , suprime a produção de leucócitos da medula óssea. Inibe as citocinas pró-inflamatórias libertadas pelas células da medula óssea humana .[113]

6. *Progesterona*

A progesterona, segregada pelo corpo lúteo, pela placenta e pelo córtex suprarrenal, é ativa no metabolismo ósseo e tem um efeito significativo no acoplamento da reabsorção e da formação óssea, envolvendo diretamente os receptores dos osteoblastos .[98]

Efeitos nos tecidos periodontais-

- Aumenta os PMN e a PGE2 no FGC, reduz o efeito anti-inflamatório dos glucocorticóides[114] , inibe a síntese de colagénio e de não colagénio nos fibroblastos do PDL[115] , altera a taxa e o padrão de produção de colagénio na gengiva, resultando numa redução do potencial de reparação e manutenção e aumenta a degradação metabólica do folato necessário para a manutenção e reparação dos tecidos .[116]

Enzimas-

1. *Fosfatase alcalina (ALP)-*

A ALP é uma enzima catalisadora que acelera a remoção de grupos fosfato nas posições 5 e 3 de uma variedade de moléculas, incluindo nucleótidos, proteínas e alcalóides.

Embora presente em todos os tecidos, a ALP está particularmente concentrada no osso, fígado, ducto biliar, rim e placenta.

Esta glicoproteína ligada à membrana está envolvida na manutenção do osso alveolar e na renovação do ligamento periodontal. No FGC, acredita-se que tem origem principalmente nos PMNs. Foram encontrados níveis semelhantes de ALP no FGC na saúde gengival e na gengivite experimental, mas um estudo longitudinal demonstrou que os níveis elevados de ALP precediam a perda de inserção clínica e que a quantidade total de ALP no FGC era significativamente mais elevada nos locais activos.

As primeiras investigações da ALP e da doença periodontal num modelo experimental de gengivite mostraram uma correlação significativa entre a ALP e a profundidade da bolsa e entre a ALP e a inflamação.

Gibert et al.[117] analisaram os níveis séricos de ALP de pacientes com DP crónica e compararam os resultados com os de pacientes de controlo. Os resultados mostraram uma relação entre a perda de inserção no grupo periodontal e uma queda na atividade da ALP no soro.

Totan et al[118] investigaram a influência da DP na ALP, aminotransferase (AST), aminopeptidase e glucuronidase. Foram analisadas amostras salivares de pacientes com DP confirmada e revelaram que a destruição periodontal através da medição da profundidade de sondagem, a hemorragia gengival e a supuração estavam relacionadas com níveis mais elevados de ALP na saliva.

Todorovic et al[119] que a atividade aumentada da ALP salivar é observada em doentes com DP em relação a um grupo de controlo sem doença. Este grupo mostrou ainda uma correlação positiva entre a atividade enzimática salivar e os valores do índice gengival e pode servir como um marcador no planeamento e monitorização do tratamento periodontal.

Nakamura e slots[120] estudaram um total de 76 actividades enzimáticas na saliva e observaram uma maior atividade enzimática em indivíduos com doença periodontal do que em indivíduos não doentes.

2. *Catepsina B*

Trata-se de uma cisteína proteinases envolvida na proteólise. Verificou-se que as concentrações de catepsina B no FGC estavam elevadas em doentes com DP, mas eram mais baixas em doentes com gengivite.

Outros investigadores mostraram correlações positivas entre os níveis de catepsina B e a gravidade da DP, ao mesmo tempo que observaram uma redução dos níveis de catepsina B após a realização de terapias de intervenção periodontal.

Eley e Cox[121] estudaram a catepsina B e avaliaram a sua utilização como fator de previsão da perda de inserção. 49 pacientes foram monitorizados após a terapia periodontal inicial durante 2 anos. Foi encontrado um total de 121 locais com perda de inserção (90 com perda rápida e 31 com perda gradual). Os níveis de catepsina B eram mais elevados nos locais com perda rápida do que nos locais de controlo emparelhados.

Ichimaru et al[112] sugeriram que a catepsina B pode estar correlacionada com a gravidade da periodontite.

A catepsina B pode ter uma utilização potencial para distinguir a periodontite da gengivite e para planear o tratamento e monitorizar os resultados do tratamento.

Os níveis de catepsina B no FGC correlacionam-se significativamente com os parâmetros clínicos antes e depois do tratamento periodontal, sugerindo a utilização desta enzima na avaliação dos resultados do tratamento. A catepsina G pode contribuir para a destruição dos tecidos periodontais, direta e indiretamente, através da ativação proteolítica da pró-colagenase de neutrófilos latente.

3. *Metaloproteinases de matriz (MMPs)*

Trata-se de uma grande família de endopeptidases dependentes de cálcio e contendo zinco, que são responsáveis pela remodelação dos tecidos e pela degradação da matriz extracelular (MEC), incluindo colagénios, elastinas, gelatina, glicoproteínas da matriz e proteoglicanos.

Até à data, foram identificadas pelo menos 26 MMPs humanas. Estas proteinases do hospedeiro são responsáveis tanto pela degradação como pela remodelação dos tecidos. Durante a degradação periodontal progressiva, os colagénios gengival e do PDL são clivados por colagenases intersticiais derivadas de células hospedeiras. Uma colagenase intersticial vital capaz de degradar as estruturas helicoidais triplas dos colagénios nativos dos tipos I, II e III presentes na matriz do osso alveolar é a colagenase-2.

A colagenase-2, também designada por MMP-8, é libertada durante a maturação dos PMNs na medula óssea. Uma vez produzida, torna-se glicosilada e é pré-armazenada nos grânulos subcelulares específicos, onde é subsequentemente libertada em grandes quantidades quando os PMNs são recrutados para um local de inflamação.

Chen et al[123] relataram o aumento dos níveis de colagenase ativa de neutrófilos no FGC de doentes com periodontite. Foi demonstrado que as formas activas de MMP-8 e MMP-13 do tipo neutrófilo no FGC contribuem para a atividade de colagenase do FGC.

Outra MMP, a MMP-3 e o TIMP-1 no GCF foram avaliados como factores de prognóstico para a progressão da periodontite.

Chubinskaya et al.[124] demonstraram a capacidade das células mesenquimatosas não pertencentes à linhagem neutrofílica, tais como os fibroblastos e condrócitos gengivais e da PDL humanos, de também produzirem MMP-8, que foi a MMP mais prevalente encontrada nos tecidos periodontais doentes e no FGC.

Nomura et al.[125] não encontraram diferenças nos níveis de MMP-8 de pacientes com DP quando comparados com pacientes com gengivite. A partir desta investigação inicial, acreditava-se que a MMP-8 poderia servir como um marcador pró-inflamatório, mas não como um marcador discriminatório para a periodontite crónica e a gengivite.

Mancini et al[126] encontraram um aumento de 18 vezes da MMP-8 em pacientes com rutura ativa dos tecidos periodontais em comparação com pacientes com condições estáveis.

A MMP-8 também foi detectada em quantidades elevadas no fluido sulcular peri-implantar (PISF) de lesões de peri-implantite. **Teronen et al.**[127] identificaram níveis mais elevados de colagenase-2 em implantes dentários com falhas em comparação com implantes não móveis.

Ligações cruzadas de C-telopeptídeo piridinolina do colagénio de tipo 1 (ICTP)-

Trata-se de um fragmento de 12 a 20 Kd do colagénio ósseo de tipo 1 libertado por digestão com tripsina ou colagenase bacteriana. Uma vez que os **telopeptídeos reticulados** resultantes da modificação pós-tradução das moléculas de colagénio não podem ser reutilizados durante a síntese de colagénio, são considerados biomarcadores específicos da reabsorção óssea.

De acordo com **Palys et al**[128] , os níveis de ICTP do GCF estavam relacionados com a microflora subgengival da DP. Os níveis de ICTP também foram fortemente correlacionados com os níveis de vários agentes patogénicos periodontais em todo o indivíduo, incluindo *T. forsythus, P. gingivalis, P. intermedia e T. Denticola.*

Golub et al[129] demonstraram que os níveis de ICTP do GCF diminuíram ao fim de um mês em doentes com periodontite crónica quando geridos e são um bom preditor de futura perda de osso alveolar e de inserção, estando fortemente correlacionados com parâmetros clínicos e com o agente patogénico periodontal putativo.

Al-Shammari KF et al[130] e **Talonpoika e Hamalainen**[131] utilizaram um esquema de estratificação semelhante com base na profundidade de sondagem e relataram níveis significativamente mais elevados de ICTP entre indivíduos com periodontite não tratada em locais com profundidade de sondagem profunda.

4. *ß glucuronidase*

É uma enzima lisossomal que degrada proteoglicanos e substância fundamental e serve de marcador para a libertação de grau primário dos PMN em resposta a estímulos como a N-formil-metionil-leucil-fenilalanina, o fator de ativação plaquetária, a anafilotoxina C5a, o leucotrieno B4 (LTB4) e a IL-8. A ß glucuronidase é uma glicoproteína com cerca de 3,32 000 dalton. Trata-se de um homo tetrâmero constituído por quatro subunidades idênticas. Apresenta elevada sensibilidade e especificidade quando relacionada com a ocorrência de perda de inserção clínica. Esta enzima também provou ser um bom preditor da resposta ao tratamento e do risco de futura degradação periodontal.

DOENÇAS SISTÉMICAS ASSOCIADAS À PERDA DE OSSO ALVEOLAR

I. DOENÇA PERIODONTAL E DIABETES MELLITUS (DM)-

A DM é uma doença metabólica caracterizada por hiperglicemia devido a uma secreção ou atividade defeituosa da insulina.

A inflamação pode ser desencadeada por uma infeção oral, que pode levar a uma cascata de eventos, incluindo o aumento da produção de citocinas, a ativação da síntese de proteínas de fase aguda e a consequente resistência à insulina que produz alterações patogénicas que resultam na diabetes tipo 2. Os agentes patogénicos periodontais, especialmente o P.*gingivalis,* têm a capacidade de invadir o endotélio vascular profundo associado ao periodonto e podem ser encontrados em placas vasculares patológicas.

A periodontite é uma das muitas complicações resultantes da diabetes. Numerosos estudos[132,133,134] encontraram uma maior prevalência de DP entre os doentes diabéticos do que entre os controlos saudáveis.

Belting et al[132] relataram que a incidência de periodontite aumenta entre os indivíduos diabéticos após a puberdade.

Teroveren et al[133] concluíram que a DM tipo I tem um efeito modificador na perda marginal do osso alveolar. Foi observada uma clara tendência para o aumento da perda óssea marginal em pacientes com DM complicada.

Grossi et al[134] indicaram que o controlo eficaz da infeção periodontal em doentes diabéticos poderia reduzir o nível de **produtos finais de glicação avançada (AGEs)** no soro.

Sabe-se que os AGEs provocam hiperglicemia, que é uma complicação da diabetes; assim, o nível de controlo glicémico parece ser o fator-chave.

Alguns observaram correlações positivas semelhantes de mau controlo glicémico em doentes com elevada perda de inserção dentária. Estes AGEs tornam as células endoteliais e os monócitos mais susceptíveis a estímulos que induzem as células a produzir mediadores inflamatórios. Alguns especulam que a acumulação de AGE no tecido gengival leva a um aumento da permeabilidade vascular, a uma maior degradação das fibras de colagénio e a uma destruição acelerada do tecido conjuntivo não mineralizado e do osso.

A relação fisiopatológica entre a diabetes e a doença periodontal ocorre através da capacidade de ambas as condições induzirem uma resposta inflamatória, seja através dos AGEs ou da acumulação bacteriana, respetivamente, levando à produção de mediadores inflamatórios.

II. DOENÇA PERIODONTAL E OSTEOPOROSE

A perda óssea é uma caraterística partilhada entre a doença periodontal e a osteoporose. A osteopenia é uma redução da massa óssea devido a um desequilíbrio entre a reabsorção e a formação óssea, favorecendo a reabsorção, resultando em desmineralização e conduzindo à osteoporose.

A osteoporose é uma doença esquelética caracterizada pelo comprometimento da resistência óssea, predispondo a um risco acrescido de fratura, sendo a resistência óssea determinada tanto pela densidade como pela qualidade do osso. Do mesmo modo, a DP é caracterizada pela absorção de osso, especificamente o osso alveolar, bem como pela perda da ligação do tecido mole ao dente. Devido à semelhança da perda óssea entre a DP e a osteoporose, os resultados de ambas são semelhantes.

A deficiência de estrogénio é outro fator patogénico dominante para a osteoporose nas mulheres.

Johnson et al[135] sugerem uma contribuição sistémica para a progressão da DP associada à deficiência de estrogénio. Isto pode envolver a regulação positiva da síntese sistémica de IL-6 e a sua transferência para a gengiva através do soro, resultando numa maior acumulação de IL-6 nos tecidos gengivais ou na redução da densidade óssea, o que leva a uma maior perda de osso alveolar.

Payne et al[136] referem que as mulheres com estrogénio suficiente apresentam uma maior frequência de locais que demonstram perda de densidade óssea alveolar, pelo que o estado estrogénico pode influenciar as alterações da densidade óssea alveolar, tal como demonstrado pela CADIA.

Ronderos et al[137] referem que, na presença de elevadas pontuações de cálculo, as mulheres com osteoporose correm um risco acrescido de perda de inserção e este risco pode ser atenuado pela utilização de terapia de substituição de estrogénio.

Wactawski-Wende et al.[138] Num estudo determinaram uma associação forte e consistente entre a altura da crista alveolar e a osteoporose através de medições da densidade óssea e da ACH em mulheres pós-menopáusicas.

DOENÇA PERIODONTAL E ARTRITE REUMATÓIDE (RA)-

A AR é uma doença inflamatória destrutiva crónica[139] caracterizada pela acumulação e persistência de um infiltrado inflamatório na membrana sinovial que leva à sinovite e à destruição da arquitetura da articulação, resultando numa função prejudicada .[140]

Um papel para o aumento da reabsorção óssea osteoclástica na osteoporose generalizada que ocorre na AR é sugerido por estudos que demonstraram que existe um aumento dos marcadores bioquímicos da reabsorção óssea em doentes com AR com medições baixas da densidade mineral óssea esquelética[141] . Não se sabe se este aumento da reabsorção óssea se deve a um aumento da formação de osteoclastos ou a um aumento da atividade de reabsorção óssea dos osteoclastos.

Foram registadas várias semelhanças entre a AR e a periodontite.

1. Há uma série de caraterísticas comuns entre os microrganismos que podem induzir AR num hospedeiro geneticamente suscetível e os agentes patogénicos periodontais reconhecidos. A AR ainda não é amplamente reconhecida como uma doença resultante exclusivamente de um desafio bacteriano. Por outro lado, os avanços tecnológicos e conceptuais permitiram a identificação de bactérias ou grupos de bactérias associados a uma DP específica .[142]

2. A periodontite tem perfis de citocinas muito semelhantes aos da AR[143] , consistindo em níveis elevados e persistentes de citocinas pró-inflamatórias, incluindo IL-1B e TNF-a, e níveis baixos de citocinas que suprimem a resposta imunoinflamatória, como a IL-10 e o TGF-B. Estas citocinas, juntamente com níveis baixos de inibidores tecidulares de metaloproteinases (TIMPs) e níveis elevados de MMPs e PGE2, estão associadas às fases activas da periodontite .[140]

Assim, as evidências emergentes sugerem uma forte relação entre a extensão e a gravidade da DP e da AR e é claro que os indivíduos com AR avançada têm maior probabilidade de ter problemas periodontais mais significativos em comparação com os seus homólogos sem AR, e vice-versa. Assim, existe a possibilidade de ambas as condições resultarem de uma desregulação subjacente comum da resposta inflamatória do hospedeiro.[132]

SÍNDROMES SISTÉMICAS ASSOCIADAS À DOENÇA PERIODONTAL

Várias perturbações sistémicas aumentam a suscetibilidade do doente à doença periodontal, que, além disso, evolui mais rapidamente e de forma mais agressiva. Os factores subjacentes estão principalmente relacionados com alterações no estado imunitário, endócrino e do tecido conjuntivo. Estas alterações estão associadas a diferentes patologias e síndromes que geram a doença periodontal, quer como manifestação primária, quer agravando uma condição pré-existente atribuível a factores locais .[144]

Algumas destas síndromes incluem

a) Alterações do tecido conjuntivo: Síndrome de Marfan, síndrome de Ehler-Danlos.

b) Alterações imunitárias: neutropenia congénita grave (SCN) ou agranulocitose genética infantil ou síndrome de Kostmann (IGA), síndrome de Chediak-Higiashi, síndrome de Down, síndrome de Papillon-Lefevre, síndrome de hiperimunoglobulinemia E.

1. **Na síndrome de Marfan**, parece que a mutação de um gene que codifica a fibrilhagem-1 no cromossoma 15 gera uma alteração na síntese de uma glicoproteína que faz parte da matriz do tecido conjuntivo. Isto, por sua vez, gera defeitos numa série de locais, como o ligamento suspensor do cristalino, as paredes dos vasos sanguíneos e, aparentemente, a PDL[145] . A periodontite manifesta-se de forma crónica e grave com padrões de reabsorção óssea horizontal e vertical, e de acordo com a presença de placa bacteriana. Foi demonstrado que a mobilidade é devida à periodontite e não é atribuível à condição primária da síndrome .[145]

2. **A síndrome de Ehler-Danlos**, por sua vez, é caracterizada por pele extensível, articulações hipermóveis, fragilidade dos tecidos e gengivite hiperplásica persistente. A DP pode estar associada a síndromes do tipo I, VII, VIII, III ou IV. O tipo VIII apresenta-se como uma periodontite de início precoce, perda prematura de dentes permanentes, fragilidade da mucosa alveolar e hemorragia gengival .[146]

3. A condição periodontal na **síndrome de Chediak-Higiashi** manifesta-se como uma periodontite de

início precoce com esfoliação prematura de ambas as dentições. Os padrões de reabsorção óssea podem ser locais ou generalizados e estão relacionados com a inflamação gengival. A doença está associada à flora anaeróbia, devido à presença abundante de processos purulentos. A presença abundante de espiroquetas tem sido observada nos locais com inflamação e alta atividade proteolítica, o que facilita a aderência bacteriana. A esta situação de alterações lisossómicas e quimiotaxia defeituosa dos neutrófilos, junta-se uma periodontite muito agressiva, tendencialmente recorrente e refractária ao tratamento antibiótico .[147]

4. **A síndrome de Down** associada ao atraso mental e às alterações sistémicas caracteriza-se por uma periodontite agressiva e generalizada, com a consequente destruição dos tecidos de suporte e perda de dentes em idade precoce. Oito por cento das crianças com síndrome de Down apresentam lesões periodontais aos 12 anos de idade, contra apenas 0,5% da população geral da mesma idade[148] . A prevalência da DP na população com esta síndrome varia entre 60% e 100% em adultos jovens com menos de 30 anos de idade. Tem sido relatado que a presença de Actinobacillus actinomicetemcomitans (Aa) e de Capnocytophaga na placa bacteriana está associada à periodontite nestes indivíduos.

5. **A síndrome de Papillon-Lefevre**, por sua vez, é caracterizada por uma inflamação periodontal agressiva que implica a perda prematura de ambas as dentições. Os mecanismos envolvidos estão relacionados não só com alterações imunitárias, mas também com alterações nos tecidos gengivais e com a presença de Aa .[149]

6. Na síndrome de **hiperimunoglobulinemia E** observa-se uma maior suscetibilidade a infecções, o que contribui para o desenvolvimento da DP.

7. **Pênfigo vulgar** - O pênfigo é um grupo de doenças bolhosas que afectam a mucosa oral e a pele, o que leva a acantólise e ulceração oral dolorosa. As lesões orais persistentes e dolorosas resultam numa higiene oral ineficaz, permitindo a acumulação de placa bacteriana, um fator causal da periodontite.

PADRÕES DE PERDA ÓSSEA

Os vários padrões de perda óssea que se observam são: perda óssea horizontal ou vertical, deformidades ósseas (defeitos ósseos), crateras ósseas, contornos ósseos bulbosos, arquitetura invertida, saliências, envolvimento de furca.

A PERDA ÓSSEA HORIZONTAL é o padrão mais comum de perda óssea na doença periodontal. O osso é reduzido em altura, mas a margem óssea permanece aproximadamente perpendicular à superfície do dente. Os septos interdentários e as placas faciais e linguais são afectados, mas não necessariamente em igual grau à volta do mesmo dente .[150]

Os defeitos VERTICAIS OU ANGULARES são aqueles que ocorrem numa direção oblíqua, deixando uma cavidade no osso ao longo da raiz; a base do defeito está localizada apicalmente ao osso circundante. Na maioria dos casos, os defeitos angulares são acompanhados de bolsas infra-ósseas; essas bolsas têm sempre um defeito angular subjacente. Os defeitos angulares são classificados com base no número de paredes ósseas. O número de paredes na porção apical do defeito pode ser maior do que na sua porção oclusal, sendo neste caso utilizado o termo defeitos ósseos combinados. Os defeitos verticais que ocorrem interdentalmente podem geralmente ser vistos na radiografia, embora placas ósseas espessas possam por vezes obscurecê-los. Os defeitos angulares também podem aparecer nas superfícies faciais e linguais ou palatinas, mas estes defeitos não são vistos nas radiografias.

A exposição cirúrgica é a única forma segura de determinar a presença e a configuração de defeitos ósseos verticais.

PLACA A CORES - 8

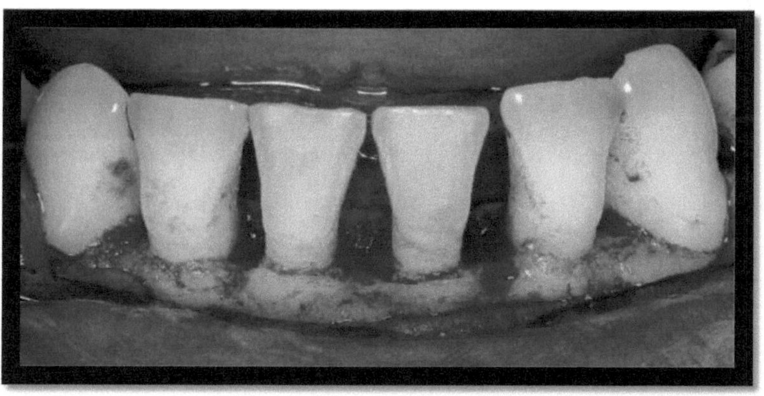

PERDA ÓSSEA HORIZONTAL

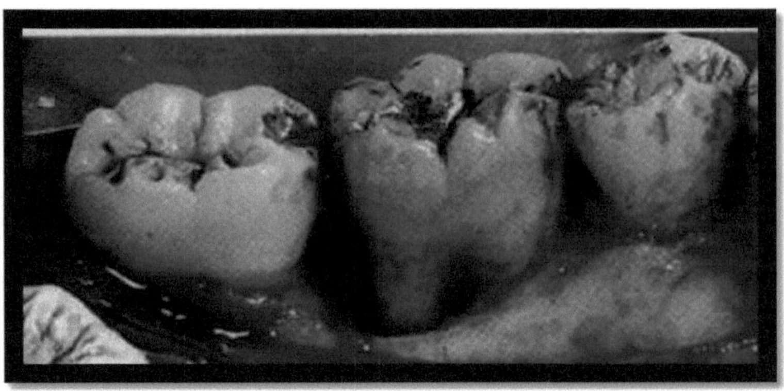

PERDA ÓSSEA ANGULAR

PADRÕES DE PERDA ÓSSEA

A perda vertical de osso alveolar à volta dos primeiros molares e incisivos, que começa por volta da puberdade até aos 20 anos de idade em indivíduos saudáveis, é um sinal clássico de periodontite agressiva localizada.

Os achados radiográficos incluem uma "perda de osso alveolar em forma de arco que se estende desde a superfície distal do segundo pré-molar até à superfície mesial do segundo molar[150] ."

Os defeitos ósseos são normalmente mais largos do que os observados na periodontite crónica.

Os defeitos verticais aumentam com a idade. Aproximadamente 60% das pessoas com defeitos angulares interdentários têm apenas um único defeito. Os defeitos verticais detectados radiograficamente têm sido relatados como aparecendo mais frequentemente nas superfícies distais e mesiais. No entanto, os defeitos das três paredes são mais frequentemente encontrados nas superfícies mesiais dos molares superiores e inferiores. Estes também são chamados de **defeitos intra-ósseos.** Este defeito aparece mais frequentemente nas faces mesiais dos segundos e terceiros molares maxilares e mandibulares. O defeito vertical de uma parede também é chamado de **Hemiseptum .**[150]

As crateras ósseas são concavidades na crista do osso interdentário confinadas nas paredes facial e lingual. Verificou-se que as crateras constituem cerca de um terço (35,2%) de todos os defeitos e cerca de dois terços (62%) de todos os defeitos mandibulares. São duas vezes mais comuns em segmentos posteriores do que em segmentos anteriores.

- Foram sugeridas as seguintes razões para a elevada frequência de crateras interdentais:

-A área interdentária acumula placa bacteriana e é difícil de limpar.

-A forma normal plana ou mesmo côncava facio-lingual do septo interdentário nos molares inferiores pode favorecer a formação de crateras.

-Os padrões vasculares desde a gengiva até ao centro da crista podem proporcionar uma via para a inflamação.

Os CONTORNOS ÓSSEOS BOLBOS são aumentos ósseos causados por exostose, adaptação à função ou formação de osso de suporte. Encontram-se mais frequentemente na maxila do que na mandíbula.

Os DEFEITOS DE ARQUITECTURA INVERTIDA são produzidos pela perda de osso interdentário, incluindo as placas faciais, placas linguais, ou ambas, sem perda concomitante de osso radicular, invertendo assim a arquitetura normal. Tais defeitos são mais comuns na maxila .[151]

As LEDGES são margens ósseas semelhantes a planaltos, causadas pela reabsorção de placas ósseas espessadas .[150]

PLACA A CORES - 9

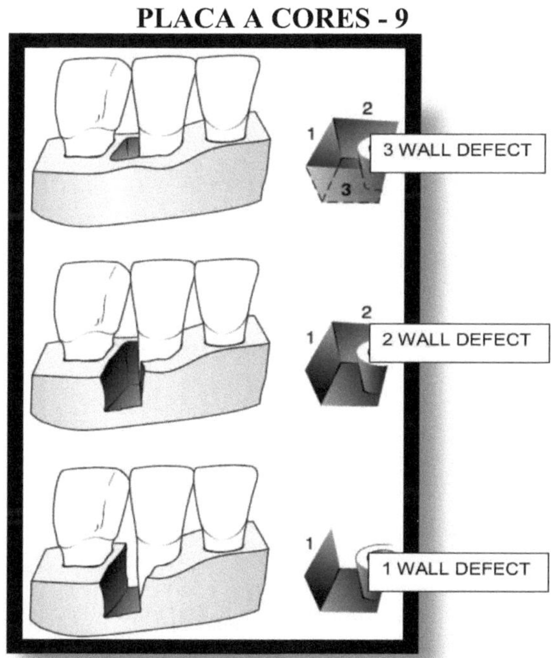

DEFEITO DE UMA PAREDE, DE DUAS PAREDES E DE TRÊS PAREDES

PLACA DE COR - 123

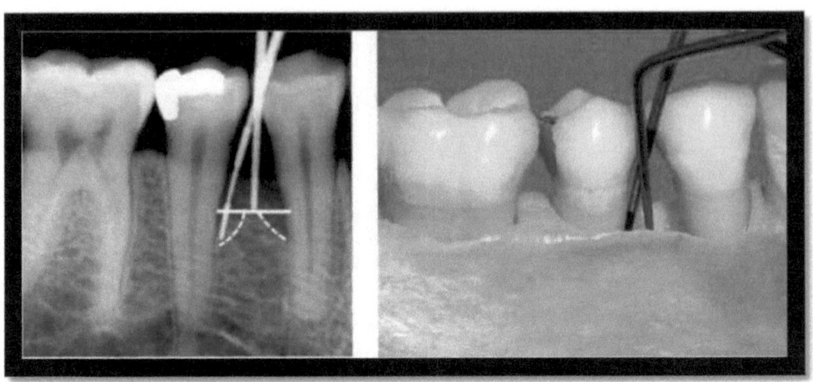

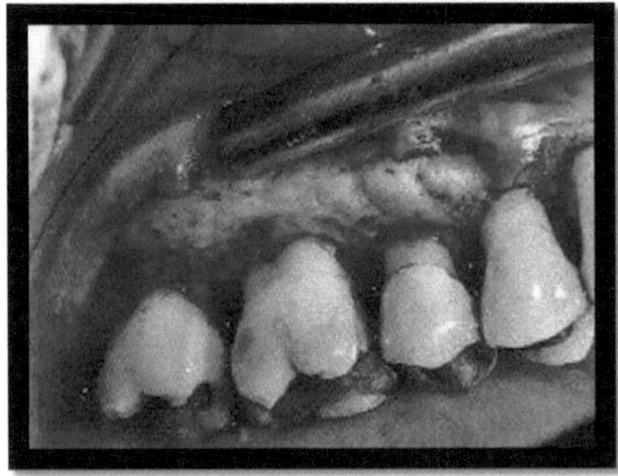

CONTORNO ÓSSEO BULBOSO

PLACA A CORES - 11

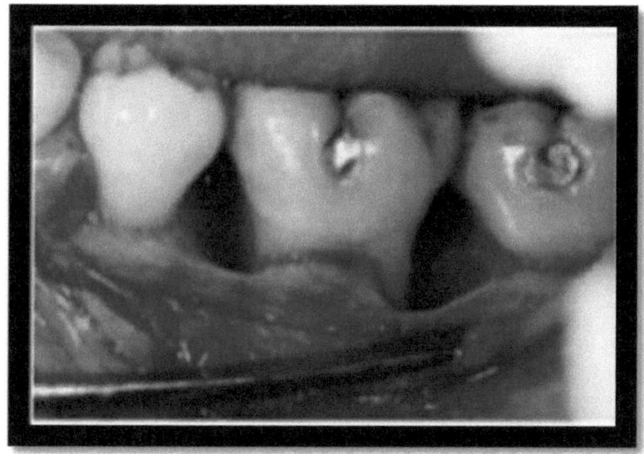

ARQUITECTURA INVERTIDA

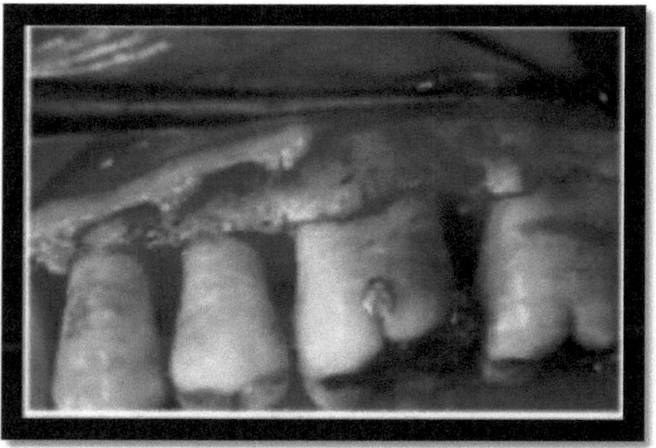

LÂMINAS

FENESTRAÇÃO E DEISCÊNCIA

As áreas isoladas em que a raiz está destituída de osso e a superfície da raiz está apenas coberta pelo periósteo e pela gengiva sobrejacente são designadas por Nestas áreas, o osso marginal está intacto .[150]

Quando as áreas desnudadas se estendem através do osso marginal, o defeito é designado por deiscência.

Estes defeitos ocorrem mais frequentemente no osso facial e mais frequentemente nos dentes posteriores.

Não existe uma etiologia clara, mas o contorno proeminente da raiz, o mau posicionamento e a protrusão labial da raiz combinados com placas ósseas finas são os factores predisponentes.

Estes defeitos são importantes porque podem complicar o resultado da cirurgia periodontal.

ENVOLVIMENTO DE FURCA

Bower et al[152] descreveram a furca como uma área de morfologia anatómica complexa.

Larato et al[153] descobriram que os primeiros molares inferiores são os locais mais comuns e os pré-molares superiores são os menos comuns. Eles também relataram que o envolvimento da furca aumenta com a idade.

PLACA DE COR - 12

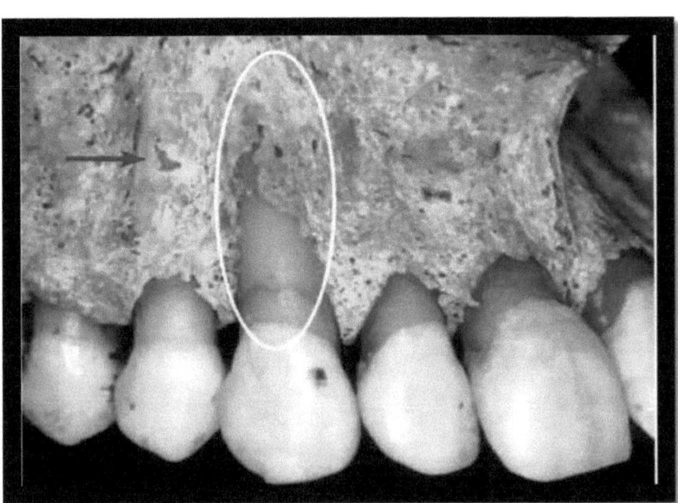

OSSO CORTICAL VESTIBULAR DO CANINO SUPERIOR COM DEISCÊNCIA E UMA PEQUENA FENESTRAÇÃO NO PRIMEIRO PRÉ-MOLAR (SETA)

Masters e Hoskin[154] foram os primeiros a designar estas estruturas como CEP e a documentar a sua presumível relação com o envolvimento das furcações.

Gutman[155] , trabalhando com molares extraídos e utilizando corantes radiopacos injectados sob pressão, encontrou canais acessórios completamente patentes que se abriam em furca em 28% a 59% dos molares. Ele também descobriu que a presença de canais pulpares acessórios na área da furca pode estender a inflamação pulpar para a furca.

3. DISCUSSÃO

A inflamação crónica é a causa mais comum de destruição óssea na DP, uma vez que resulta na extensão dos processos inflamatórios ao osso. Considera-se que é iniciada pelas bactérias da placa dentária, levando à destruição da estrutura de suporte dos dentes. Os agentes patogénicos periodontais e outros anaeróbios produzem uma variedade de enzimas e toxinas que podem danificar os tecidos e iniciar a inflamação.

Uma vez iniciados os processos imunitários e inflamatórios, são libertadas várias moléculas inflamatórias dos leucócitos e fibroblastos ou células estruturais dos tecidos. As proteases tendem a quebrar a estrutura de colagénio dos tecidos, criando assim espaços para a infiltração de mais leucócitos. Os tecidos periodontais tornam-se frouxamente adaptados ao dente e os tecidos ficam inchados e inflamados.

Na periodontite, à medida que a ligação do tecido conjuntivo ao dente é destruída, as células epiteliais proliferam apicalmente ao longo da superfície da raiz e a bolsa torna-se mais profunda.

Kronfeld[37] referiu que a destruição óssea na DP não é um processo de necrose. Envolve uma atividade de células vivas ao longo do osso viável, enquanto Page e Schroeder[40] concluíram que a destruição óssea é o resultado de uma reação inflamatória do hospedeiro. A resposta inflamatória e imunitária progride de forma sequencial até que um denso infiltrado celular contendo elementos potencialmente nocivos domine os tecidos gengivais e a extensão da inflamação possa ser modificada pelo potencial patogénico da placa ou pela resistência do hospedeiro, enquanto Ooya e Yamamoto[39] , num estudo de microscopia eletrónica de varrimento, sugeriram que a destruição das fibras supracrestais era importante no processo de destruição da crista óssea alveolar, que era precedida pela reabsorção osteoclástica.

Holmund et al[41] postularam uma fase de gengivite contida na qual os linfócitos T são preponderantes. Acreditavam que, à medida que a lesão se tornava linfocítica B, resultava na destruição progressiva das estruturas periodontais, enquanto Seymour et al[41] também apoiavam o estudo anterior e concluíam que as explosões de atividade destrutiva coincidiam com a conversão de uma lesão predominantemente de linfócitos T numa lesão com um infiltrado predominantemente de linfócitos B e células plasmáticas.

A partir de modelos humanos e animais, há uma forte evidência do papel da IL-1 na mediação da perda óssea estimulada por agentes patogénicos periodontais. Em humanos, a expressão de IL-1 в foi elevada no GCF em locais de perda óssea recente e de inserção em pacientes com DP. Utilizando um modelo de primata não humano, Delima et al[78] demonstraram que a inibição da IL-1 utilizando o recetor solúvel de IL-1 humano tipo I (IL-1R) reduziu significativamente a inflamação, a perda de inserção do tecido conjuntivo e a reabsorção óssea induzidas por agentes patogénicos periodontais em comparação com os controlos. Noutro estudo de Chiang et al[80] , os ratinhos deficientes em IL-1R tiveram menos osteoclastogénese induzida por LPS de P.*gingivalis* em comparação com ratinhos de tipo selvagem tratados de forma semelhante. Os ratinhos transgénicos que exprimem em excesso a IL-1 a no epitélio gengival desenvolveram uma síndrome que se assemelhava a todas as caraterísticas clássicas da DP, incluindo a perda de fixação e a destruição do osso alveolar.

Em conjunto, estes estudos[78,80] apoiam fortemente o papel da IL-1 na promoção da destruição do periodonto. No entanto, Stashenko et al[81] referiram que a IL-1 inibe a formação de nódulos ósseos e é responsável tanto pela estimulação como pela inibição da formação óssea, enquanto, no mesmo ano, Boyce et al[79] referiram que o efeito de reabsorção da IL-1 é acompanhado por uma estimulação significativa a longo prazo da formação de novo osso nos locais de reabsorção anterior. No entanto, não é claro se estes efeitos in vivo representam uma ação direta ou indireta da IL-1.

Takahashi et al[85] investigaram os aspectos da produção de IL-6 tanto no tecido gengival como no sangue periférico de doentes com DP e de indivíduos periodontalmente saudáveis. Sugeriram que as células não linfóides no tecido gengival inflamado podem contribuir para a patogénese da DP através da produção de IL-6, e que a IL-6 produzida no tecido gengival pode não refletir os níveis de IL-6 no sangue periférico. Teixeria et al[86] também mostraram níveis aumentados de IL-6 salivar em pacientes com periodontite e demonstraram que a IL-6 pode ser considerada um marcador importante para a periodontite, enquanto Goutoudi et al[84] analisaram os níveis de IL-6 e IL-8 no FGC de pacientes com periodontite crónica antes e depois da terapia periodontal cirúrgica e/ou não cirúrgica e confirmaram que o tratamento periodontal melhora todos os parâmetros clínicos.

A IL-6 e a -11 são citocinas relacionadas, mas parecem ter funções diferentes na perda óssea periodontal. Num estudo realizado por Martuscelli et al[87] , a injeção sistémica de IL-11 num modelo de cão beagle induzido por ligadura provocou uma diminuição significativa da perda de inserção óssea periodontal em comparação com os controlos. Este facto deveu-se provavelmente a um efeito anti-inflamatório da IL-11.

Nakamura e slots[120] estudaram um total de 76 actividades enzimáticas na saliva e observaram uma maior atividade enzimática em indivíduos com DP do que em indivíduos não doentes, enquanto Gilbert et al[117] analisaram os níveis séricos de ALP de pacientes com DP crónica e os resultados mostraram uma relação entre a perda de inserção e a queda da atividade da ALP no soro. Contrariamente a estes resultados, Totan et al[118] investigaram a influência da DP na ALP, analisaram amostras salivares de doentes com DP e revelaram que a destruição periodontal através da medição da profundidade de sondagem, a hemorragia gengival e a supuração estavam relacionadas com níveis mais elevados de ALP na saliva. Estes resultados são corroborados pelas conclusões de Todorovic et al[119] , que confirmaram que se observa um aumento da atividade da ALP salivar em doentes com DP em relação ao grupo de controlo não doente.

Eley e Cox[121] estudaram a catepsina B e avaliaram a sua utilização como um fator de previsão da perda de inserção. 49 Os pacientes foram monitorizados após a terapia periodontal inicial durante 2 anos. Foi encontrado um total de 121 locais com perda de inserção. Os níveis de catepsina B eram mais elevados nos locais com perda rápida do que nos locais de controlo emparelhados. Segundo eles, este facto pode ter uma utilidade potencial na distinção entre periodontite e gengivite e Ichimaru et al[122] também sugeriram que a catepsina B pode estar correlacionada com a gravidade da periodontite.

As MMPs são proteinases do hospedeiro responsáveis pela degradação e remodelação dos tecidos. Nomura et al[125] não encontraram diferenças nos níveis de MMP-8 em pacientes com doença periodontal quando comparados com pacientes com gengivite. A partir desta investigação, acreditaram que a MMP-8 pode servir como um marcador pró-inflamatório. No entanto, Mancini e colaboradores[126] encontraram um aumento de 18 vezes da MMP-8 em doentes com rutura ativa do tecido periodontal, em comparação com doentes com condições estáveis. Esta investigação indicou a potencial utilização da MMP-8 como um teste de rastreio para a deteção da progressão da doença ativa.

Shammari KF et al[130] identificaram níveis significativamente mais elevados de ICTP em indivíduos que apresentavam medições de profundidade de sondagem profunda. Talonpoika e Hamalainen[131] utilizaram um esquema de estratificação semelhante com base na profundidade de sondagem e também relataram níveis significativamente mais elevados de ICTP entre indivíduos com periodontite não tratada em locais com profundidade de sondagem profunda. No entanto, Palys et al[128] não registaram diferenças significativas no nível de ICTP em locais que exibiam diferentes PD numa coorte de indivíduos com periodontite tratada.

Foi referido que as PGs estimulam a reabsorção óssea osteoclástica in vivo e in vitro. Numa observação EM,

Rifkin et al[75] mostraram que o tratamento com PGE2 aumentava rapidamente o tamanho dos bordos rugosos e das zonas claras dos osteoclastos e sugeriram que a PGE2 causava hiperplasia da população de osteoclastos e ativação de osteoclastos pré-existentes, ao passo que, de acordo com Chambers et al[73] , embora a PGE2 possa inibir diretamente a atividade dos osteoclastos, actua nos osteoblastos através dos seus receptores de PG para libertar um fator solúvel, o ORSA. Estes osteoblastos degenerados provocam uma diminuição da libertação de ORSA e os osteoclastos funcionalmente activos são reduzidos, enquanto Offenbacher et al[76] referem que os níveis de PGE2 no fluido crevicular podem ser uma indicação da destruição dos tecidos periodontais. Também Raisz e Martin[74] descobriram que as PGs produzidas principalmente pelos osteoblastos no interior do osso induzem alterações de forma e junções de hiato nos osteoblastos, estando assim envolvidas nos processos de ativação das células osteoclásticas.

Meyer et al[89] avaliaram a influência da terapêutica anti-TNF-a nos parâmetros clínicos e imunológicos do periodonto e concluíram que os doentes que receberam medicação anti-TNF-a apresentavam índices periodontais e níveis de TNF-a no FGC mais baixos, enquanto Gokul[90] explorou a possibilidade de utilizar o nível de TNF-a no FGC como um "marcador" bioquímico da DP e sugeriu a possibilidade de utilizar o TNF-a no FGC como um "indicador" da DP.

Heijl et al[36] descobriram que a atividade dos osteoclastos estava diretamente relacionada com a fase aguda da inflamação, particularmente no que diz respeito ao número de PMNs na lesão periodontal, uma vez que, ao atingir o pico, os PMNs representavam 75% das células no tecido periodontal inflamado do macaco, enquanto Galbraith et al[48] também sugeriram que os PMNs são as células imunitárias efectoras mais prevalentes no fluido crevicular e que a emigração de PMNs do sangue para a cavidade oral aumenta com o grau de insulto microbiano. Para além do seu papel na fagocitose e na morte microbiana, reconhece-se que os PMNs são capazes de biossíntese de novo de várias citocinas, incluindo IL-1a e B, TNF-a e IL-6.

Existem vários relatos sobre os efeitos da baixa ingestão de cálcio no osso alveolar. Na regulação da reabsorção óssea, as hormonas sistémicas clássicas, PTH e 1,25 vitamina D3, são proeminentes na regulação do fluxo de cálcio. Amano[140] também relatou que a perda óssea era óbvia no osso esponjoso em ratos mantidos com uma dieta pobre em cálcio, enquanto o contorno do osso alveolar cortical não se alterava.

Rasmussen et al[83] concluíram que o FGC contém actividades de estimulação da reabsorção óssea osteoclástica in vitro. Do mesmo modo, Holmlund et al[82] referiram que os níveis de citocinas estão aumentados no FGC antes e após o tratamento da DP e que os níveis de citocinas diminuem após o tratamento periodontal.

Glickman e Smulow[57] referiram que, quando a inflamação se estende da gengiva para os tecidos periodontais de suporte, a inflamação induzida pela placa entra na zona influenciada pela oclusão, conhecida como zona de co-destruição. Lindhe e Svanberg[58] estudaram ainda a influência do tipo de lesão periodontal jiggling na progressão da periodontite marginal utilizando o modelo do cão beagle. A cirurgia foi utilizada para produzir um defeito ósseo e bolsas periodontais, tendo sido sobreposto um traumatismo por sacudidelas. A comparação radiográfica mostrou que, quando o traumatismo estava presente, se verificava uma diferença dramática na morfologia do osso alveolar na crista e no ápice. Polson e Zander[59] efectuaram uma investigação em macacos esquilo para avaliar o efeito do traumatismo nas bolsas infra-ósseas existentes e as dimensões históricas, quando comparadas, mostraram uma maior perda de osso no espécime com a combinação de periodontite e traumatismo.

Haber[61] examinou o papel do tabaco como fator de risco para a periodontite, bem como para a perda óssea interproximal. O tabagismo tem sido relacionado com a gravidade da doença periodontal, com o número de dentes perdidos e com um aumento da incidência de periodontite refractária e recorrente. Papapanou[62] constatou que os fumadores têm um risco três vezes maior de sofrer de doença periodontal grave em comparação com os não fumadores, enquanto Bergstrom[63] referiu que a redução da altura óssea nos fumadores era 2,7 vezes superior à observada nos não fumadores, o que sugere, em média, uma taxa de redução da altura óssea quase três vezes superior sob a influência do tabagismo.

4. CONCLUSÃO

O desenvolvimento da periodontite depende de múltiplos factores e é de patogénese polimicrobiana, uma vez que diferentes tipos de bactérias são os iniciadores do processo inflamatório. A imunidade inata é a primeira linha de defesa e resistência à infeção. O sistema imunitário do hospedeiro funciona através de TLRs, que reconhecem os padrões moleculares conservados nas bactérias patogénicas. Uma rede de citocinas segregadas leva à ativação dos linfócitos, mas a progressão das lesões periodontais é causada pela desregulação de moléculas libertadas por populações celulares específicas. Muitos destes factores secretados estão envolvidos na regulação e manutenção do osso, e o seu desequilíbrio leva a uma alteração da remodelação óssea periodontal. Assim, ocorre um aumento da atividade dos osteoclastos sem aumento da formação óssea, o que conduz à perda de osso alveolar. A remoção mecânica de agentes infecciosos nos tecidos gengivais é o único tratamento atual no tratamento da periodontite. Estas abordagens tentam gerir a inflamação e controlar os danos nos tecidos. No entanto, a complexidade das vias envolvidas na resposta do hospedeiro conduz a diferenças na manifestação clínica e na progressão da doença, possivelmente exigindo diferentes abordagens terapêuticas. Um desafio importante é compreender os diferentes papéis dos mediadores da inflamação, a sua origem celular, os seus locais de ação e, possivelmente, a forma de os controlar.

O bloqueio da atividade das citocinas pró-inflamatórias pode ser uma modalidade terapêutica promissora para a periodontite. Alguns estudos investigaram o efeito dos antagonistas do TNF-a e da IL-1 na periodontite, tendo registado uma redução significativa da inflamação e da reabsorção óssea. O eixo RANK/RANKL/OPG é uma via central na regulação do metabolismo ósseo e é um alvo farmacológico atrativo para o tratamento da perda óssea patológica. No entanto, deve ser relembrado que as vias envolvidas no estabelecimento e progressão da periodontite são partilhadas por doenças inflamatórias com adesão óssea, como a AR, o mieloma múltiplo e o cancro. Assim, o aprofundamento dos mecanismos que ligam a inflamação à perda óssea na periodontite contribuirá também para desvendar o impacto das células imunitárias no desenvolvimento e manutenção óssea em condições fisiológicas e patológicas.

A reabsorção óssea através dos osteoclastos e a formação óssea através dos osteoblastos estão interligadas e a sua desregulação está associada a inúmeras doenças do sistema esquelético. Uma vasta gama de factores microbianos e do hospedeiro contribuem para a perda óssea alveolar na periodontite. Desenvolvimentos recentes na área dos processos biológicos e mediadores da diferenciação e atividade dos osteoclastos expandiram o nosso conhecimento dos processos de reabsorção e prepararam o terreno para novas modalidades diagnósticas e terapêuticas para tratar situações de perda óssea localizada, como as observadas na DP.

Os defeitos ósseos de vários tipos são frequentemente encontrados na DP moderada a avançada porque o osso pode reabsorver em padrões irregulares. Quando isto ocorre, podem ser indicadas modificações do contorno ósseo. Estão disponíveis várias abordagens cirúrgicas, incluindo a utilização de enxertos para tratar estes defeitos, gerando um novo suporte para o dente.

No final, é evidente que a DP destrutiva não é uma consequência inevitável do processo de envelhecimento, mas pode ser evitada através de um diagnóstico precoce e de um tratamento adequado. Assim, a ênfase deve ser colocada no reconhecimento precoce das lesões gengivais e da DP e, consequentemente, os esforços de investigação devem ser direcionados para o aperfeiçoamento dos procedimentos de diagnóstico objetivo das lesões periodontais precoces.

REFERÊNCIAS

1. **Hayden JM, Mohan S, Baylink DJ.** The insulin-like growth fator system and the coupling of formation to resorption. *Bone* 1995;17:93-98.

2. **Frodge BD, Ebersole JL, Kryscio RJ, Thomas MV, Miller CS.** Biomarcadores de Remodelação Óssea da Doença Periodontal na Saliva. *J Periodontol* 2008;79:1913-1919.

3. **Socransky SS, Haffajee AD.** A etiologia bacteriana da doença periodontal destrutiva: conceitos actuais. *J Periodontol* 1992;63:322-331.

4. **Cochran LD.** Inflamação e perda óssea na doença periodontal. *J Periodontol* 2008;79:1569-1576.

5. **Garlet GP, Cardoso CR, Silva TA, Ferreira BR, Avila-Campos MJ, Cunha FQ et al.** O padrão de citocinas determina a progressão da doença periodontal experimental induzida por *actinobacillus actinomycetamcomitans* através da modulação de MMPs, RANKL e seus inibidores fisiológicos. *Oral Microbiol Immunol.* 2006;21:12-20.

6. **Ng PY, Donley M, Hausmann E, Hutson AD, Rossomando EF, Scannapieco FA.** Biomarcadores salivares candidatos associados à perda óssea alveolar: Estudos transversais e in vitro. *Immunol Med Microbiol* 2007;49:252-260.

7. **Taubman MA, Valverde P, Han X, Kawai T.** Resposta imunitária: A chave para a reabsorção óssea na doença periodontal. *J Periodontol* 2005;76:2033-2041.

8. **Karsenty G, Wagner EF.** Reaching a genetic and molecular understanding of skeletal development. *Dev* Cell 2002;2:389-406.

9. **Bromme D, Lecaille F.** Inibidores da catepsina K para a osteoporose e potenciais efeitos fora do alvo. *Expert Opin Investig Drugs.* 2009;18:585-600.

10. **Giannobile WV, Al-Shammari KF, Sarmept DP.** Moléculas de matriz e factores de crescimento como indicadores da atividade da doença periodontal. *Periodontol 2000* 2003;31:125-134.

11. **Bartold PM, Marshall Rl, Haynes DR.** Periodontite e artrite reumatoide: Uma revisão. *J Periodontol* 2005;76:2066-2074.

12. **Yamaji Y, Kubota T, Sasaguri K, Sato S, Suzuki Y, Kumada H et al.** Inflammatory cytokine gene

expression in human periodontal ligament fibroblasts stimulated with bacterial lipopolysaccharide. *Infect Immun.* 1995;63:3576-3581.

13. **Poll V, Balena R, Fattori E, Markatos A, Yamamoto M, Tanaka H et al.** Os ratinhos deficientes em interleucina-6 estão protegidos contra a perda óssea causada pela depleção de estrogénios. *EMBO J.* 1994;13:1189-1196.

14. **Lee Y**. O papel da interleucina-17 no metabolismo ósseo e nas doenças inflamatórias do esqueleto. *SMB Rep.* 2013;46:479-483.

15. **Heitz-mayfield LJ.** Progressão da doença: identificação de grupos e indivíduos de alto risco para a periodontite. *J Clin* Periodontol 2005;32:196-209.

16. **Albandar JM.** Factores de risco globais e indicadores de risco para doenças periodontais. *Periodontol 2000* 2002;29:177-206.

17. **Shoji K, Ohtsuka-Isoya M, Horiuchi H, Shinoda H.** Densidade mineral óssea do osso alveolar em ratos durante a gravidez e a lactação. *J Periodontol* 2000;71:1073-1078.

18. **More C, Bhattoa HP, Bettembuk P, Balogh A.** The effects of pregnancy and lactation on hormonal status and biochemical markers of bone turnover. *Eur J Obstet Gynecol Reprod Biol* 2003;106:209-213.

19. **Sodek J, Mckee DM.** Molecular and cell biology of alveolar bone (Biologia molecular e celular do osso alveolar). *Perio 2000* 2000;24,99-126.

20. **Benedetto A, Gigante I, Colucci S, e Grano M**. Doença periodontal: Ligando a Inflamação Primária à Perda Óssea. *Imunologia Clínica e do Desenvolvimento* 2013:1-7.

21. **Teitelbaum SL.** Osteoclasts: what do they do and how do it?" (Osteoclastos: o que fazem e como o fazem?) *The American Journal of Pathology,* 2007:170;427-435.

22. **Caplan AI, Boyan BD**. Formação óssea endocondral: a cascata de linhagens. In: Hall BK, ed. Mechanisms of Bone Development and Growth. *CRC Press* 1994;8:2-46.

23. **Marks SC, Hermey DC**. The structure and development of bone. *San Diego, Califórnia: Academic Press* 1996:3-14.

24. **Sandberg MM.** Matrix in cartilage and bone development: current views on the function and

regulation of major organic components. *Ann Med.* 1991;23:207-217.

25. **Kumar GS**. Orban's oral histology and embryology, 12th edition. Capítulo 8; 200-202.

26. **Downey PA e Siegel MI**. Bone Biology and the Clinical Implications for osteoporosis (Biologia óssea e implicações clínicas da osteoporose). *Phys ther.* 2006;86:77-91.

27. **Buckwalter JA, Glimcher MJ, Cooper RR, Becker R**. Bone biology, part I: structure, blood supply, cells, matrix, and mineralization. *Instr Course Lect.* 1996;45:371-386.

28. **Hancox NM.** Biology of Bone. *Cambridge University Press*; 1972.

29. **Buckwalter JA, Glimcher MJ, Cooper RR, Recker R.** Bone biology, part II: formation, form, modeling, remodelling, and regulation of cell function. *JBJS Instr Course Lect.* 1996;45:387-399.

30. **Heinz SA, Paliwal S, Ivonovski S.** Mecanismo de reabsorção óssea em periodontia. *Jornal de Investigação em Imunologia* 2014.

31. **Ducy P, Schinke T, Karsenty G**. The osteoblast: a sophisticated fibroblast under central surveillance (O osteoblasto: um fibroblasto sofisticado sob vigilância central). *Science* 2000;289:1501-1504.

32. **Holtrop ME**. Light and electron microscopic structure of bone forming cells. *Telford Press Inc* 1990;1:1-39.

33. **Marotti G, Cane V, Palazzini S, Palumbo C**. Relações estrutura-função no osteócito. *Ital J Miner Electrolyte Metab* 1990;4:93-106.

34. **Holtrop ME**. Light and electronmicropscopic structure of osteoclasts. *CRC Press Inc* 1991;2:1-30.

35. **Lukinmas PL, Waltimo J.** Localização imunohistoquímica do colagénio dos tipos I, V e VI nos dentes permanentes humanos e no ligamento periodontal. *J Dent Res* 1992 ;71:391- 397.

36. **Heiji L, Rifkin BR, Zander HA**. Conversão de gengivite crónica em periodontite em macacos esquilo. *J Periodontol* 1976;710-716.

37. **Kronfeld R**. Condição do osso alveolar subjacente às bolsas periodontais. *J Periodontol* 1935;6:22.

38. **Weinmann JP**. Progressão da inflamação gengival para as estruturas de suporte dos dentes. *J*

Periodontol 1941;12:71.

39. **Ooya K, Yamamoto H**. Um estudo de microscopia eletrónica de varrimento da destruição da crista alveolar humana na doença periodontal. *J Periodontol Res* 1978;13:498.

40. **Page RC, Schroeder HE**. Periodontite no homem e noutros animais: uma revisão comparativa. *Basileia* 1982.

41. **Seymour GJ, Powell RN, Davies WJR**. Conversão de uma lesão estável de células T numa lesão progressiva de células B na patogénese da doença periodontal inflamatória crónica: uma hipótese. *J Clin Periodontol* 1979;6:267.

42. **Newman MG.** O papel de *Bacteroides melaninogenicus* e outros aneróbios nas infecções periodontais. *Rev Infect Dis* 1979;1:313.

43. **Saglie RF, Rezende M, Pertuiset J**. Invasão bacteriana durante a atividade da doença, determinada por uma perda significativa de ligação. *J Periodontol* 1987;58:336.

44. **Ubios AM, Costa OR, Cabrini RL.** Etapas iniciais da reabsorção óssea na periodontite experimental: Um estudo histomórfico. *Ata Odont Lat- Am* 1993;7:45.

45. **Schwartz Z, Goultschin J, Dean DD, Boyan BD.** Mecanismo de destruição do osso alveolar na periodontite. *Periodontologia 2000* 1997;14:158.

46. **Sterrette JD**. O osteoclasto e a periodontite. *J Clin Periodontol* 1986;13:258-269.

47. **Hausmann E.** Potenciais vias de reabsorção óssea na doença periodontal humana. *J Periodontol* 1974;338-343.

48. **Galbraith G, Hagan C, Steed RB, Sanders JJ, Javed T.** Cytokine production by oral and peripheral blood neutrophils in adult periodontitis. *J Periodontol* 1997;68:832-838

49. **Irving JT, Newman MG, Socransky JJ, Heeley JD.** Histological changes in experimental periodontal disease in rats mono infected with gram negative organism. *Arch Oral Biol* 1975;20:219.

50. **Shavit Z.** O osteoclasto: um tumor multinucleado, de origem hematopoiética, que reabsorve o osso célula osteoimune. *Journal of Cellular Biochemistry* 2007;102:1130-39.

51. **Robey PG.** The biochemistry of bone (A bioquímica do osso). *Endocrinology and Metabolism Clinics of North America* 1989;18:858-902.

52. **Horton JE, Tarpley TM, Davis WF**. Mecanismo e controlo da perda óssea alveolar na doença periodontal. *Avanços recentes em Periodontologia* 1978;2.

53. **Sakamoto S, Sakamoto M.** Estudos bioquímicos e imunohistoquímicos sobre a colagenase no osso reabsorvente em cultura de tecidos. *J Periodontol Res* 1982;17:523-526.

54. **Heersch JNM.** Bone cells and bone turnover- the basis for pathogenesis. *CRC Press* 1989:1-17.

55. **Mundy GR, Roodman GD.** Osteoclast ontogeny and function. *Bone and mineral research:5 amsterdam Elsevier* 1987:209.

56. **Gorthi C, Reddy V, Rani R**. Significado das Projecções Cervicais do Esmalte no Tratamento Periodontal. *IJDA* 2010;2:352-355.

57. **Glickman I, Smulow JB.** Alterações no trajeto da inflamação gengival para os tecidos subjacentes induzidas por forças oclusais excessivas. *J Periodontol* 1962;33:7.

58. **Lindhe J, Svanberg G.** Influência do trauma da oclusão na progressão da periodontite experimental no cão beagle. *J Clin Periodontol* 1974;1:3

59. **Polsan AM e Zander HA.** Efeito do trauma periodontal nas bolsas infra-ósseas. *J Periodontol* 1983;54:586.

60. **Feldman RS, Bravacos JS e Rose CL.** Associação entre fumar diferentes produtos de tabaco e índices de doença periodontal. *J Periodontal* 1983;54:481.

61. **Haber J.** O tabagismo é um fator de risco importante para a periodontite. *Opinião atual em Periodontologia* 1994;12-18.

62. **Papapanou PN.** Doenças periodontais. *Epidemiologia Ann periodontal* 1996;1:1.

63. **Bergstrom J**. Influências do consumo de tabaco na altura do osso periodontal. Longo prazo observações e hipóteses. *J Clin Periodontol* 2004;31:260-266.

64. **Oldberg A, Franzen A, Heinegard D.** Clonagem e análise da sequência do cDNA da sialoproteína

óssea do rato (osteopontina) revela uma sequência de ligação celular Arg-Gly-Asp. *Proc Natl. Acad. Sci.* 1986;83:8819-8823.

65. **Rodan GA.** Osteopontin overview. *Ann. N. Y. Acad. Sci* 1995;760:1-5.

66. **Kadono H, Kido J, Kataoka M, Yamauchi N, Nagata T.** Inibição da diferenciação de células osteoblásticas pelo extrato de lipopolissacárido de *Porphyromonas gingivalis. Infect. Immun* 1999;67:2841-2846.

67. **Kido J, Nakamura T, Asahara Y, Sawa T, Kohri K, Nagata T**. Osteopontin in gingival crevicular fluid. *J Periodontal. Res* 2001;36:328-333.

68. **Termine JD, Kleinman HK, Whitson SW, et al.** Osteonectin, uma proteína específica do osso que liga o mineral ao colagénio. *Cell* 1981;26:99-105.

69. **Bowers MR, Fisher LW, Termine JD, Somerman MJ.** Proteínas associadas ao tecido conjuntivo no fluido crevicular: potenciais marcadores de doenças periodontais. *J. Periodontol* 1989;60:448-451.

70. **Nakashima K, Roehrich N, Cimasoni G**. Osteocalcina, prostaglandina E2 e fosfatase alcalina no fluido crevicular gengival: as suas relações com o estado periodontal. *J Clin Periodontol* 1994;21:327-333.

71. **Giannobile WV, Lynch SE, Denmark RG, Paquette DW, Fiorellini JP, Williams RC**. Osteocalcina do fluido crevicular e telopeptídeo carboxiterminal reticulado de piridinolina do colagénio tipo I (ICTP) como marcadores de renovação óssea rápida na periodontite. Um estudo piloto em cães beagle. *J. Clin. Periodontol* 1995;22:903-910.

72. **Klein DC, Raisz LG.** Prostaglandinas: Estimulação da reabsorção óssea em cultura de tecidos. *Endocrinology* 1970;86:1436-1440.

73. **Chambers TJ.** A patologia do osteoclasto. *J Clin Pathol* 1985;38:241-252.

74. **Raisz LG e Martin TJ.** Prostaglandins in bone and mineral metabolism (Prostaglandinas no metabolismo ósseo e mineral). *J Periodontol* 1993;64:407-415.

75. **Rifkin BR, Baker RL, Coleman SJ.** Effects of prostaglandin E2 on macrophages and osteoclasts in cultured fetal long bones. *Cell Tissue Res* 1980;207:341-346.

76. **Offenbacher S, Odle BM, Dyke TE**. A utilização dos níveis de prostaglandina E2 no fluido crevicular

como um fator de previsão da perda de inserção periodontal. *J. Periodontal. Res* 1986;21:101-112.

77. **Zhang JM, An J.** Cytokines, inflammation and pain (Citocinas, inflamação e dor). *Int Anesthesiol Clin.* 2007;45:27-37.

78. **DelimaAJ , OatesT, AssumaR, Assuma R, SchwartzZ , Cochran D et al.** Os antagonistas solúveis da interleucina-1 (IL-1) e do fator de tumornecrose (TNF) inibem a perda de aderência dos tecidos na periodontite experimental. *J Clin Periodontol* 2001;28:233-240.

79. **Boyce BF, Aufdemorte TB, Garrett IR, Yates AJP, Mundy GR.** Effects of interleukin-1 on bone turnover in normal mice. *Endocrinology* 1989;125:1142-1150.

80. **Chiang CY, Kyritsis G, Graves DT, Amar S.** Interleukin-1 e

As actividades do fator de necrose tumoral explicam parcialmente a reabsorção óssea calvariana induzida pela injeção local de lipopolissacárido. *Infect Immun.* 1999;67:4231-4236.

81. **Stashenko P, Dewhirst FE, Rooney ML, Desjardins LA, Heeley JD.** A interleucina-Ïв é um potente inibidor da formação óssea in vitro. *J Bone Miner Res* 1987;2:559-565.

82. **Holmlund A, Hanstrom L, Lerner UH.** Atividade de reabsorção óssea e níveis de citocinas no fluido crevicular gengival antes e depois do tratamento da doença periodontal. *J Clin Periodontol* 2004;31:475.

83. **Rasmussen L, Hanstrom L, Lerner UH.** Caracterização da atividade de reabsorção óssea no fluido crevicular gengival de pacientes com periodontite. *J Clin Periodontol* 2000;27:41-52.

84. **Goutoudi P, Diza E, e Arvanitidou M.** Efeito da Terapia Periodontal nos Níveis de Interleucina-6 e Interleucina-8 do Fluido Crevicular na Periodontite Crónica. *Jornal Internacional de Medicina Dentária* 2012:1-8.

85. **Takahashi K, Takashiba S, Nagai A, Takigawa M, Myoukai F, Kurihara H et al.** Avaliação da Interleucina-6 na Patogénese da Doença Periodontal *J Periodontol* 1994;65:147-153.

86. **Teixeira FG, Mendonga SA, Oliveira KM, Santos DB, Marques LM, Amorim MM et al.** Polimorfismo da Interleucina-6 c.-174G>C e Periodontite em uma População Brasileira. *Biologia Molecular Internacional* 2014.

87. **Martuscelli G, Fiorellini JP, Crohin CC, Howell TH.** O efeito da interleucina -11 na progressão da

doença periodontal induzida por ligadura no cão beagle. *J Periodontol* 2000;71:573-578.

88. **Sharma A, Khattak BP, Naagtilak S, Singh G, Bano T.** Effect of periodontal therapy on salivary interleukin-12 levels in chronic periodontitis (Efeito da terapia periodontal nos níveis de interleucina-12 salivar na periodontite crónica). *Jornal de Investigação Clínica e de Diagnóstico* 2014;8:90-92.

89. **Mayer Y, Gurman AB, e Machtei EE.** Terapia Anti-Fator de Necrose Tumoral-Alfa e Parâmetros Periodontais em Pacientes com Artrite Reumatoide. *J Periodontol* 2009;80:1414-1420.

90. **Gokul K**. Estimativa do nível do fator de necrose tumoral-a no fluido crevicular gengival e no soro na saúde e na doença periodontal: Um estudo bioquímico. *Indian J Dent Res* 2012;23:348.

91. **Caffesse RG, Quinones CR**. Fator de crescimento polipeptídico e proteínas de ligação na cicatrização e regeneração de feridas periodontais. *Periodontologia 2000.* 1993;1:69-79.

92. **Hallman M, Thor A**. Substitutos ósseos e factores de crescimento como alternativa/complemento ao osso autógeno para enxertos em implantologia dentária. *Periodontologia 2000.* 2008;47:172-1

93. **Terranova VP, Martin GR.** Factores moleculares que determinam as interações do tecido gengival com a estrutura radicular. *J Periodont Res* 1982;17:530-533.

94. **Shreiber AB, Kenney J, Kowalski WJ, Friesel R, Mehlman T, Maciag T et al.** Interação do fator de crescimento das células endoteliais com a heparina: caraterização por reconhecimento do recetor e do anticorpo. *Proc Natl Acad Sci USA* 1985;82:6138-42.

95. **Sodek J.** Molecular Regulation of Osteogenesis. *Toronto, Canadá: em squared incorporated* 2000:31-43.

96. **Leboy PS**. Regulação do crescimento e do desenvolvimento ósseo com a substância morfogénica óssea proteínas.*Ann. N.Y. Acad. Sci.* 2006;1068: 14-18.

97. **Mariotti A**. Hormonas esteróides sexuais e dinâmica celular no periodonto. *Rev Oral Biol Med* 1994;5:27-53.

98. **Guncu GN, Tozum TF, Caglayan F**. Efeitos das hormonas sexuais endógenas no periodonto - Revisão da literatura. *Australian Dental Journal* 2005;50:138-145.

99. **Fitzpatrick LA, Bilezikian JP.** Parathyroid hormone: structure, function and dynamic actions. *San Diego, Califórnia: Academic Press* 1999:187-202.

100. **Marks SC, Popoff SN.** Bone cell biology: the regulation of development, structure, and function in the skeleton. *Am J Anat.* 1988;183:1-44.

101. **Carmeliet GC Verstuyf A, Daci E, Bouillon R.** The vitamin D hormone and its nuclear recetor: genomic mechanisms involved in bone biology. *San Diego, Califórnia: Academic* Press 1999:217-231.

102. **Goltzman D, Miao D, Panda DK, Hendy GN.** Effects of calcium and of the vitamin D system on skeletal and calcium homeostasis: lessons from genetic models. *J Steroid Biochem Mol Biol.* 2004;89:485-489.

103. **Rodan GA, Martin TJ.** Abordagens terapêuticas das doenças ósseas. *Science* 2000;289:1508 -1514.

104. **Morley JE.** A testosterona na endocrinologia contemporânea: Endocrinology of aging. *New Jersey: Humana Press Inc,* 1999:127-149.

105. **Kasperk CH, Wakley G, Hierl T, Ziegler R.** Os androgénios gonadais e adrenais são reguladores potentes do metabolismo das células ósseas humanas in vitro. *J Bone Miner Res* 1997;12:464-471.

106. **Wilson JD, Gloyna RE.** The intranuclear metabolism of testosterone in the accessory organs of reproduction (O metabolismo intranuclear da testosterona nos órgãos acessórios da reprodução). *Recent Prog Horm Res* 1970;26:309-336.

107. **Ojanotko A, Nienstedt W, Harri MP.** Metabolismo da testosterona pela gengiva humana saudável e inflamada in vitro. *Arch Oral Biol* 1980;25:481-484.

108. **Kasasa SC, Soory M.** The effects of interleukin-1 on androgen metabolism in human gingival tissue and periodontal ligament. *J Clin Peridontol* 1996;23:419-424.

109. **Parkar M, Tabona P, Newman H, Olsen I.** A expressão de IL-6 pelos fibroblastos orais é regulada pelos androgénios. *Cytokine* 1998;10:613-619.

110. **Gornstein RA, Lapp CA, Bustos-Valdes SM, Zamorano P.** Os androgénios modulam a produção de interleucina-6 por fibroblastos gengivais in vitro. *J Periodontol* 1999;70:604-609.

111. **Lindhe J, Branemark P.** Alterações na permeabilidade vascular após aplicação local de hormonas

sexuais. *J Periodontal Res* 1967;2:259-265.

112. **Ito I, Hayashi T, Yamada K, Kuzuya M, Naito M, Iguchi A.** Physiological concentration of estradiol inhibits polymorphonuclear leukocyte chemotaxis via a recetor mediated system. *Life Sci* 1995;56:2247-2253.

113. **Gordon CM, LeBoff MS, Glowacki J.** Adrenal and gonadal steroids inhibit IL-6 secretion by human marrowcells. *Cytokine* 2001;16:178-186.

114. **Chen TL, Aronow L, Feldman D.** Glucocorticoid receptors and inhibition of bone cell growth in primary culture (Receptores de glucocorticóides e inibição do crescimento de células ósseas em cultura primária). *Endocrinology* 1977;100:619-628.

115. **Tilakaratne A, Soory M.** Androgen metabolism in response to estradiol-17 beta and progesterone in human gingival fibroblasts in culture. *J Clin Periodontol* 1999;26:723- 731.

116. **Thomson ME, Pack ARC.** Efeitos da suplementação prolongada de folato sistémico e tópico na gengivite durante a gravidez. *J Clin Periodontol* 1982;9:275-280.

117. **Gibert P, Tramini P, Sieso V, Piva MT**. Atividade da isozima da fosfatase alcalina no soro de pacientes com periodontite crónica. *J Periodontol Res* 2003;38:362-365.

118. **Totan A, Greabu M, Totan C, Spinu T**. Aspartato aminotransferase, alanina aminotransferase e fosfatase alcalina salivares: possíveis marcadores nas doenças periodontais? *Clin. Chem. Lab. Med* 2006;44:612-615.

119. **Todorovic T, Dozic I, Vicente-Barrero M, et al**. Salivary enzymes and periodontal disease. *Med. Oral Patol. Oral Cir. Bucal* 2006;11:115-119.

120. **Nakamura M, Slots J**. Enzimas salivares. Origem e relação com a doença periodontal. *J Periodon Res* 1983;18:559-569.

121. **Eley BM, Cox SW.** A relação entre a atividade da catepsina B do fluido crevicular gengival e a perda de inserção periodontal em pacientes com periodontite crónica: um estudo longitudinal de 2 anos. *J.Periodontal Res* 1996;31:381-392.

122. **Ichimaru E, Tanoue M, Tani M, Tani Y, Kaneko T, Iwasaki Y et al.** Catepsina B no fluido crevicular gengival de pacientes adultos com periodontite: identificação por métodos

imunológicos e enzimológicos. *Inflamm. Res* 1996;45:277-282.

123. **Chen HY, Cox SW, Eley BM, Wahlgren J, Maisi P, Kiili M et al. Cathepsin B, alpha2-macroglobulin and cystatin levels in gingival crevicular fluid from chronic periodontitis patients. *J. Clin. Periodontol* 1998;25:34-41.**

124. **Chubinskaya S, Huch K, Mikecz K, Cs-szabo G, Hasty K, Keuttner KE et al.** Regulação positiva da metaloproteinase-8 da matriz de colagénio da colagenase neutrofílica pela interleucina-1 beta na cartilagem humana das articulações do joelho e do tornozelo. *Lab Invest* 1996;74:232-240.

125. **Nomura T, Ishii A, Oishi Y, Kohma H, Hara K.** Nível de inibidores tecidulares de metaloproteinases e atividade da colagenase no fluido crevicular gengival: a relevância para as doenças periodontais. *Oral Dis* 1998;4:231-240.

126. **Mancini S, Romanelli R, Laschinger CA, Overall CM, Sodek J, McCulloch CA**. Avaliação de um novo teste de rastreio para a atividade da colagenase neutrofílica no diagnóstico de doenças periodontais. *J. Periodontol* 1999;70:1292-1302.

127. **Teronen O, Konttinen YT, Lindqvist C, Salo T, Ingman T, Lauhio A et al**. Human neutrophil collagenase MMP-8 in peri-implant sulcus fluid and its inhibition by clodronate. *J. Dent. Res* 1997;76:1529-1537.

128. **Palys MD, Haffajee AD, Socransky SS, Giannobile WV**. Relação entre as ligações cruzadas de piridinolina do telopeptídeo C e os possíveis agentes patogénicos periodontais na periodontite. *J. Clin. Periodontol* 1998;25:865-871.

129. **Golub LM, Lee HM, Greenwald RA, Ryan, Sorsa ME, Salo T et al**. Um inibidor da metaloproteinase da matriz reduz os fragmentos de degradação do colagénio do tipo ósseo e as colagenases específicas no fluido crevicular gengival durante a periodontite do adulto. *Inflamm. Res* 1997;46:310-319.

130. **Al-Shammar KF, Giannobile WV.** Relação entre as ligações cruzadas de piridinolina do C-telopeptídeo e os níveis de interleucina-1. *J Periodontol* 2001;72:1045-1051.

131. **Talonpoika JT, Hamalainen MM.** Telopeptídeo carboxiterminal do colagénio tipo 1 no fluido crevicular gengival humano em diferentes condições clínicas e após tratamento periodontal. *J Clin Periodontol* 1994;21:320-326.

132. **Belting CM, Hiniker JJ, Dummett CO**. Influência da diabetes na severidade da doença periodontal. *J Periodontol* 1964;35:476-480.

133. **Tervonen T, Karjalainen K, Knuuttila M, Huumonen S.** Perda óssea alveolar em indivíduos diabéticos de tipo 1. *J Clin Periodontol* 2000;27:567-571.

134. **Grossi SG, Genco RJ, Machtei EE, Ho Aw, Koch G, Dunford R et al.** Avaliação do risco de doença periodontal. *Periodontol* 1995;66:23-29.

135. **Johnson RB, Gilbert JA, Cooper RC, Dai X, Newton BI, Tracy RR et al.** Perda óssea alveolar um ano após a sobreiectomia em ovelhas. *J Periodontol* 1997;68:864-867.

136. **Payne JB, Zachs NR, Reinhardt RA, Nummikoski PV, Patil K**. A associação entre o estado dos estrogénios e as alterações da densidade óssea alveolar em mulheres pós-menopáusicas com uma história de periodontite. *J Periodontol* 1997;68:24-31.

137. **Ronderos M, Jacobs DR, Himes JH, Pihlstrom BL**. Associação da doença periodontal com a densidade mineral óssea do fémur e a terapia de substituição de estrogénios: avaliação transversal de adultos americanos do NHANES III. *J Clin Periodontol* 2000;27:778-786.

138. **Wactawski-wende J, Grossi SG, Trevisan M, Genco RJ, Tezal M, Dunford RG et al.** O papel da osteopenia na perda óssea oral e na doença periodontal. *J Periodontol* 1996;67:1076-1084.

139. **Weyand CM.** New insights into the pathogenesis rheumatoid arthritis. *Rheumatology* 2000;39:3-8.

140. **Gough A, Sambrook P, Devlin J, Huissoon A, Njeh C, Robbins S et al.** A ativação osteoclástica é o principal mecanismo que conduz à osteoporose secundária na artrite reumatoide. *J Rheumatol* 1998;25:1282-1289.

141. **Zambon JJ.** Doenças periodontais: Factores microbianos. *Ann Periodontol* 1996;1: 979-925.

142. **Arend WP, Dayer JM.** Citocinas e inibidores ou antagonistas de citocinas na artrite reumatoide. *Arthritis Rheum* 1990;33:305-135.

143. **Grollmus ZC, Chavez MC, Donat FJ.** Doença periodontal associada a doenças genéticas sistémicas. *Med Oral Patol Oral Cir Bucal* 2007;12:211-5.

144. **Straub AM, Grahame R, Scully C, Tonetti MS.** Periodontite severa na Síndrome de Marfan: Um

relato de caso. *J Periodontol* 2002;73:823-6.

145. **Perez LA, Al-Shammari KF, Giannobile WV, Wang H**. Tratamento da doença periodontal num paciente com Síndrome de Ehlers-Danlos. Um relato de caso e revisão da literatura. *J Periodontol* 2002;73:564-70.

146. **Izumi Y, Sugiyama S, Shinozuka O, Yamazaki T, Ohyama T, Ishikawa I.** Quimiotaxia de neutrófilos defeituosa em pacientes com Síndrome de Down e sua relação com a destruição periodontal. *J Periodontol* 1989;60:238-41.

147. **Borea G, Magi M, Mingarelli R, Zamboni C.** A cavidade oral na síndrome de Down. *J* Periodontol 1990;14:139-40.

148. **Amanao A, Kishima T, Akiyama S, Nakagama I, Hamada S, Morisaki I**. Relação das bactérias periodontopáticas com a periodontite de início precoce na Síndrome de Down. *J Periodontol* 2001;72:368-73.

149. **Ullbro C, Brown A, Twetman S.** Regime periodontal preventivo na Síndrome de Papillon-Lefevre. *Pediatr Dent* 2005;27:226-32.

150. **Newman MG, Takei H, Fermin A.** Perda óssea e padrões de destruição óssea. *Caranza's clinical periodontology* 9th edition.

151. **Neilsen JI, Glavind L, Karring T.** Defeitos periodontais infra-ósseos interproximais: Prevalência, localização e factores etiológicos. *J Clin Periodontol* 1980;7:187.

152. **Bower RC.** Morfologia da furca em relação ao tratamento periodontal. Anatomia da superfície da raiz da furca. *J Periodontol* 1979;50:366.

153. **Larato DC.** Defeitos ósseos periodontais no crânio juvenil. *J Periodontol* 1970;41:473.

154. **Masters DH, Hoskins SW.** Projeção do esmalte cervical nas furcações dos molares. *J Periodontol* 1963;35:49.

155. **Gutman JL.** Prevalência, localização e patência de canais acessórios na região de furca de molares permanentes. *J Periodontol* 1978;49:21.

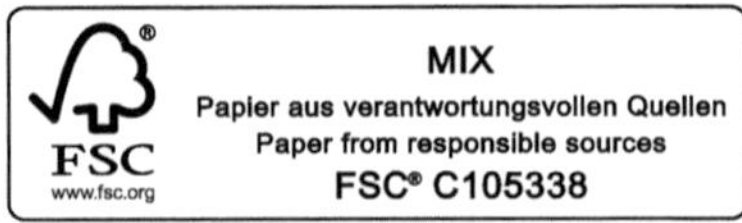

Printed by Books on Demand GmbH, Norderstedt / Germany